【最新版】「うつ」は食べ物が原因だった!

4000人の「うつ」が改善した栄養医学の新事実

溝口 徹

青春新書
INTELLIGENCE

はじめに　腸の不調が「脳の栄養不足」を引き起こす！

「うつ」と聞くと、ほとんどの人がストレスからくる「心の病」だと思うのではないだろうか。

確かに、職場の人間関係のストレス、学校や勉強のストレス、夫婦関係や育児のストレスなど、私たちのまわりはストレスであふれている。よく、うつになる人はそうでない人に比べて、几帳面でまじめで、物事に対して敏感な人が多いといわれている。しかし、本当にそれだけなのだろうか。

もちろん、うつにはその人のストレス耐性や性格も影響していることは間違いない。だが、私はうつの95％には食べ物、すなわち「栄養」と「代謝」がかかわっていると考え、オーソモレキュラー療法（分子整合栄養療法）というアプローチでうつの治療をおこなってきた。

私がうつと食べ物の関係について解説した『「うつ」は食べ物が原因だった！』という本を刊行したのは、２００９年のことだ。発売当初から大きな話題を呼んだこの本はベストセラーとなり、オーソモレキュラー療法が広がるきっかけとなった。そしてこのたび【最新版】として新たに書き下ろしたのが本書である。

前著の出版から10年近く経ち、うつに関係するさまざまな栄養トラブルが明らかになってきた。その1つが、うつには「腸の不調」がかかわっているということだ。

考えてみれば当然のことで、うつが食べ物と関係しているということは、その消化・吸収に関係している腸の不調が脳に影響を与えていたとしても、なんら不思議ではない。本書では、脳と腸のつながりについて説明しながら、うつを改善する腸内環境の整え方について解説する。

それ以外にも、最新栄養医学でわかったうつに関する新事実をお伝えしたいと思う。

私がオーソモレキュラー療法に携わって、はや20年、そして日本ではじめての栄養療法専門クリニックを開設してからは15年になる。以来、栄養療法をうつの治療に取り入れ、薬に頼らず心のトラブルに悩む患者さんの治療にかかわり、効果を上げてきた。その数は約4000人にのぼる。

クリニックを開設した当初は、栄養で体の不調、ましてやうつが改善するなどといっても、ほとんど相手にされなかった。むしろ、医師が食事や栄養にかかわることが不自然とされ、食事の話は管理栄養士に任せておけばいいという風潮だった。

もちろん、現在もそのような考えを根強く持っている人も多いのは事実だが、今やテレビやWEBサイト、書籍などのメディアを通して、医師が食事について語るのはまったく珍しいことではなくなった。自慢ではないが、ようやく時代が追いついてきた感がある。

体が食べ物によってつくられるように、心も食べ物によってつくられている。今日何を食べるかが、未来を決めるのだ。

この本との出会いによって、日々の食事の大切さに気づいていただければ幸いである。

※本書で「うつ」としているのは、現在「うつ病」と診断されている人を含め、不眠、食欲減退、疲労感、集中力低下、意欲低下、不安、焦燥感などのいわゆる「うつ症状」全体を指しています。

【最新版】「うつ」は食べ物が原因だった！　目次

序章

4000人の「うつ」が改善した画期的な方法

「うつ」には栄養不足がかかわっていた！

第1章
心の不調は「脳の栄養不足」からはじまっていた！
オーソモレキュラー療法（栄養療法）とは

第2章

「うつ」改善の決め手は「腸」にある

脳と腸はつながっている

第3章

「血糖値の乱れ」が招く心の病

自律神経と糖質の関係

第4章

「脳の炎症」と「うつ」の関係

最新研究で見えてきた、新たなうつの原因

第5章

「うつ」を引き起こすホルモンのトラブル

本文デザイン　ベラビスタスタジオ
編集協力　樋口由夏

序章

4000人の「うつ」が改善した画期的な方法

「うつ」には栄養不足がかかわっていた！

「うつ」が増え続けている背景

「うつ」が増え続けている。２００９年に前著『「うつ」は食べ物が原因だった！』を出版したときも、「うつは増えている」と述べたが、今はその比ではない。「激増」しているといってもいいほどなのだ。

厚生労働省がおこなった調査では、「うつ病・躁うつ病の総患者数」は、１９９６年には43万３０００人、１９９９年には44万１０００人と横ばいだったのが、２００２年に71万１０００人、２００５年に92万４０００人、２００８年には１０４万１０００人にまで増えている。この10年ほどで倍以上だ。

これは医療機関で診断や治療を受けた人の数だから、受診をせずにうつ症状に悩んでいる人の数を入れたら、はるかに多くなることが予想される。

しかしその一方で、うつ患者が増えている理由を、私は安易な診断にあるのではないかとも考えている。

うつは検査で明確に診断できる疾患ではない。診断基準が変われば、それだけで診断される患者数が変わってしまうこともある。

また、これが最も大きな原因ではないかと思うのが、パロキセチンなどに代表されるSSRI（選択的セロトニン再取り込み阻害薬）の登場である。

SSRIが発売される前の抗うつ薬は、便秘、口が渇く、ふらふらするなどの副作用が強かったため、精神科の医師以外では処方されることは少なかった。ところが、副作用が少ないSSRIが発売されると、この薬を処方する医師が増えた。するとそれに合わせるように2000年以降から、うつ病の患者数が増えたのだ。

先述したように、うつ病の患者数とは、「医療機関でうつ病と診断や治療を受けた人の数」である。副作用が少ない薬の登場によって、内科や心療内科でも薬を処方しやすくなったことで、うつ病であると〝診断名〟をつけられてしまった人が増えたのではないだろうか。

やや抵抗感のある「精神科」ではなく、「内科」や「心療内科」を受診する患者も増え、それに伴ってSSRIの処方も増えていったのである。誤解を恐れずにいえば、SSRIは「うつ病の呼び水」なのだ。

現状の「うつ」治療への4つの疑問

体や心の不調を感じ、病院やクリニックを訪れた患者は、自覚している症状を訴える。

すると医師は、診断マニュアル（アメリカの精神医学会が編集した『DSM－V』というマニュアル。詳しくは後述）と照らし合わせ、うつかどうかの判定をする。そしてそこから治療がはじまる、という流れになっている。そうして患者とカウンセリングをおこない、どんな治療をしていくか探りはじめる――と思われる方が多いかもしれないが、実際は、綿密なカウンセリングがおこなわれることはほとんどなく、投薬を主体にした治療がおこなわれるのが一般的だ。

例えば、風邪をひいて医師にかかれば、熱がある場合は解熱剤が、咳《せき》が止まらなければ咳止めが処方される。出ている症状を抑える対症療法だ。

そしてなんと、うつの治療でもそれと同じことがおこなわれているのである。眠れなければ睡眠薬を、気分の落ち込みや不安感が強ければ抗うつ薬を……。これなら、精神科でなくても処方できるのではないだろうか。

このような投薬治療メインの従来のうつ治療では、なかなかよくならない。それはなぜか。以下4つの疑問に分けて、考えを述べてみたい。

疑問① なぜ、薬を飲んでもよくならないのか？

もちろん、処方された薬を服用して、その薬が効く人もいるのは事実だ。

しかし、風邪は治ってしまえば薬は必要なくなるが、うつの薬は依存性が強く耐性をつくりやすい。そのため長く飲んでいるうちにだんだん効かなくなったり、減薬や断薬で離脱症状が出たりする。そこで、薬の量を増やし、種類を変える必要が出てくる。多剤併用のはじまりだ。

また患者自身も、調子がよくなっても「薬をやめるのが怖い、やめられない」ということになりがちだ。

精神科の医師に聞いた話だが、患者さんに「薬を飲んで調子がよくなりました。お薬をやめたいのですが……」と尋ねられるが、減薬や断薬の方法は先輩医師から教わったことがなく、どう答えたらいいかわからない、というのだ。

問題はもう1つある。例えば降圧剤なら、その薬をやめたときに血圧が上がる。それが本当に「薬が効く」ということだ。「うつ」も同じように、その薬が「うつ」に効いていたなら、薬をやめると「うつ」がぶり返すはずだ。ところが「うつ」の場合、調子がよくなって実際にSSRIなどの薬をやめると、焦燥感や首から背中にかけての体のこわばりなど、うつ以外の症状が出てくるのだ。だから薬がやめられなくなる。

薬を飲んでもよくならないうつ患者が増えてくることによって、「新型うつ病」や「身体症状症（身体表現性障害）」、あるいは「適応障害」などの病名をつけて、こういったカテゴリーをうつ病に近いものにし、治らない人を量産しているのだ。

薬を飲んでもやめてもよくならない、思うように症状が改善しない。この事実は、何を意味しているのだろうか。

原因は、ほかのところにあるのではないだろうか。

疑問② なぜ、医者によって処方される薬が違うのか？

2009年にNHKスペシャルで放送されたうつ病治療のドキュメンタリーは、私にとって衝撃的なものだった。

うつの症状を訴えたある主婦が、5箇所の医療機関を回り、同じように症状を訴え受診した。その結果として処方された5つの薬袋。この薬は量も種類も、見事にバラバラだったのである。

その中身を専門家が見ると、明らかに「不適切」なものもあったという。

「薬を飲めばすぐ治る」といわれてきたにもかかわらず、いっこうに回復しない、抗うつ剤の処方が何よりも最優先される——今から約10年前の放送であることもあるが、まさにそんな時代だったのだろう。

それにしても1人の患者さんに対する診断と処方薬がこれだけ違うのは、ある意味、恐ろしい。

冒頭の主婦によると、5つの医療機関を回った結果、印象として「医師がよく話を聞いてくれるところは薬が少なく、診察時間が短いところは薬が多い」と感じたという。

では、なぜ医者によってこれほど処方される薬が違うのか。

日本では、医師のみに認められている「処方権」がある。処方権とは、患者を診断した結果をもとに、治療に必要な薬を処方する権利のことだ。この処方権により、医師の裁量が良くも悪くも広く認められているのだ。ちなみに、アメリカやイギリスでは、この処方権を薬剤師にも認めている。

特に精神科の場合、その治療による結果が白黒はっきりつくわけではないから、医師が正しい処方をしたかどうかは判断しにくいのである。つまり、高血圧や糖尿病のように数値で評価できない精神疾患の場合には、薬の処方はあくまでも医師の主観によるところが大きい、という状況なのだ。

誤解を恐れずにいえば、どのクリニックを受診するかによって、患者さんの人生まで変わってしまいかねない。

もちろんこのことによって、抗うつ剤の効果を否定したり、薬の処方を今すぐやめてもらいなさい、ということではないことは、強調しておく。

疑問③　なぜ、カウンセリングを受けてもよくならないのか？

投薬治療がメインとはいえ、もちろんカウンセリングもおこなわれていないわけではない。薬が効かない患者さんのためにおこなわれている代表的なものが認知行動療法だろう。

認知行動療法とは、ものの考え方や受け取り方に働きかけ、気持ちを楽にしたり、行動をコントロールしたりする方法だ。保険適用になったため、広くおこなわれるようになったが、期待されていたほどの効果が得られていないのが現状だ。

カウンセリングのトレーニングを積んだ医師やカウンセラー不足もその一因だが、私が実感しているのは、患者さん側の認知機能の問題も大きいということだ。

カウンセリングは、患者さんの認知機能が上がり、優秀なカウンセラーがおこなうことで、はじめて効果があるのである。

つまり、うつ症状も継続し、薬剤によってさらに認知機能が下がっている状態では、カウンセリングの意味がないのだ。

私がクリニックで患者さんをカウンセリングに回すのは、栄養状態が改善され、認知機能が上がったと判断してからだ。診察室で会話をしている受け答えや会話のレベルで、「そろそろカウンセリングを受けて職場復帰してもいいのではないか」と思ったときに、臨床心理士にカウンセリングをお願いしている。

その前の栄養状態が悪いときにいくらカウンセリングを受けても、すぐ忘れてしまったり、同じことを繰り返し話して会話が堂々巡りをしたりする。時間もかかるうえに、効果が得られにくいのだ。

患者さん側からカウンセリングを受けたいといわれても、その状態になっていなければ、ムダな努力になるからもう少し待ったほうがいいとアドバイスをしているくらいだ。

実際、臨床心理士からは、「栄養状態を整えてカウンセリングを受けた患者さんは、効果がまったく違います」といわれることが多い。

疑問④　なぜ、復職してもぶり返してしまうのか？

せっかく職場復帰を果たしても、また症状がぶり返してしまうことは、珍しいことではない。

例えば職場の人間関係が原因でうつになり、治療のために休職する。治療の結果、職場復帰してもいい状態になり、晴れて復帰する。ところが、しばらくするとまたうつ症状が出て、再び休職してしまうのだ。

この事実は、何を意味しているのだろうか。

仕事や職場の人間関係がストレスになっている場合、一時的に休んで職場から離れても、ストレス耐性がないまま職場復帰したら、同じことの繰り返しになってしまう。

私はよく患者さんに、「栄養療法でストレスに対する抵抗性を上げているんですよ」と話している。

確かに、しばらく仕事を休んで、薬を飲めば症状がよくなるかもしれない。しかし、ストレスに対する抵抗力を上げないまま復職し、また同じ環境下に送り込まれたら、同じ症状が出てしまうのも無理はない。きつい言い方になってしまうかもしれないが、休んでいるあいだにいくら体力をつけてもダメなのだ。つけるべきは体力ではなく、ストレス抵抗力なのである。

私のクリニックの患者さんには、復職、休職を繰り返し、どうにもならなくて最終的に「栄養療法」にたどり着いた人も多い。栄養状態をよくすることで、ストレスに対する抵抗力がついていく。同じストレスがあっても、体や心に影響を受けることなく、乗り越えることができる。

ストレスに対する抵抗力をつけること、それが栄養の役割だといってもいい。あとで詳しく述べるが、ストレスで栄養は大量に消耗されていくという事実を知っておいていただきたい。

働き盛りのうつ病での離職率は今や大きな社会問題になっている。

オーソモレキュラー療法を語るときに欠かせない、カナダの精神科医であるエイブラム・ホッファー博士（42ページ参照）が、「精神疾患の患者さんの治療のゴールは、タックスペイヤー（税金を払うこと）」だといっていたのは非常に印象深い。働いて、税金を払うことがゴールなのだと。

日本は、うつで離職をしても、保障は手厚い。精神障害者として障害者手帳をもらい、生活していくこともできる。しかし本来の治療の目的は、自立して税金を払って生きていくことなのではないだろうか。本当に今うつで悩んでいる患者さんのためを思うなら、ゴールはいきいきと自分の人生を生きていくことなのではないだろうか。ゴールの設定が違っている気がしてならない。

栄養や代謝のトラブルでも「うつ」は起こる

先に少し触れたが、精神科など医師が診断基準として使っている「ＤＳＭ」という診断マニュアルがある。アメリカの精神医学会が編集したもので、９００ページ近くにも及ぶ膨大な精神疾患の分類と診断の手引書であり、精神科医のバイブルのようなものだ。世界中の精神科医は、このＤＳＭ分類にしたがって病名を決定しているといっていい。

これまでのＤＳＭ分類の特徴は、「多軸評定」にあった。多軸評定とはつまり、患者さんが訴える症状だけではなく、身体の疾患や環境的な問題、パーソナリティ障害なども考え合わせ、総合的に判断をするように提唱しているということである。最新版の『ＤＳＭ－５』では、多軸評定について強調されなくなっているが、精神疾患の診断のためには、精神症状と関係する身体疾患や栄養代謝のトラブルについて評価することは基本であることには変わりない。

例えば、うつ症状を訴えたとしても、すぐにうつ病と診断するのではなく、甲状腺機能障害、糖尿病、またたんぱく質やビタミンB群、鉄、葉酸などの欠乏の有無、代謝のチェックなどもおこなう必要があるという記述が、はっきりなされている。

甲状腺機能障害や糖尿病、右記のような栄養欠乏が、精神症状を起こすということもはっきりと書いてある。だから、精神疾患であるという診断をする前に、必ず同じような精神症状を呈する一般的な体の病気や栄養欠乏を否定しなければならない。

ところが、それをしている精神科医は、おそらくほとんどいないだろう。

なぜこう言い切れるかというと、精神科で何年も薬を飲み続け、私のクリニックに来た患者さんに「最近、いつ血液検査をしましたか」と聞くと、「精神科では1回も検査をしたことがありません」という答えが返ってくるからだ。

本来、何剤も薬を処方されているのだから、せめて肝臓の負担がないかどうか、年に1回程度は検査をするのが常識のはずである。もちろん薬の副作用もチェックしていないし、糖尿病の検査や甲状腺の検査もしていない。まして栄養欠乏や代謝のトラブルなどチェックしているはずもない。

いくらDSMを見てマニュアル通りに診断していても、一番大切な「診断前の検査」を省略して、ガイドラインに沿って診断しているといえるのだろうか。

うつを疑う前の大前提として、こんなに重要なことが書いてあるのに、と残念でならない。

実はDSMについては何年に1度か改訂されており、1つ前の『DSM－Ⅳ』では、この精神症状を呈する体の病気や栄養欠乏についてまとめた付録がついていた。ところが最新版の『DSM－5』では、この付録の部分がなくなっており、それぞれの精神疾患の診断の解説部分で軽く触れられる程度となってしまった。

ただでさえ、うつの診断の前に身体症状や栄養状態をチェックされることが少ないのに、それらが見落とされてしまう可能性がますます高まるということだ。

うつの患者数が激増する今日、もう一度、『DSM－Ⅳ』の多軸評定の原点に立ち戻る必要があるのではないだろうか。ほかの疾患の可能性、そして栄養欠乏の可能性を診断基準に反映させれば、精神疾患のアプローチも大きく変わる。それだけではなく、うつと診断される患者さんは減り、不用意な投薬や、薬漬けという状況も改善されるのではないだろうか。

「うつ」の陰に隠れていた重度の栄養不足

アメリカで13回も改訂されている『クラウスの栄養学と食事療法大辞典』という、まさに栄養療法のバイブルといわれる書籍がある。光栄なことにこの書籍の日本語監訳をする機会があり、精神疾患への栄養療法の分野を担当した。

この本には、ビタミンやミネラルを含んだすべての栄養素の不足は、疲労感や抑うつ感の原因になるという記載があった。このことは、うつ症状の背景にある、あらゆる栄養素の不足について正しく評価しなければ、いわゆる精神疾患としてのうつ病と診断することはできないということである。

そのため、私のクリニックでは、すべての患者さんへ詳細な血液検査をおこない、たんぱく質などの基本的な栄養素の不足だけでなく、ビタミンやミネラルの充足状態をチェックしている。そして検査結果に基づいて正しい食事と栄養補充をすることによって、うつ病と診断されていた多くの患者さんが劇的に改善することをこれまで経験してきた。

ここで、印象に残っているある患者さんの経過をお伝えすることで、「オーソモレキュラー療法」について理解するきっかけにしていただければと思う。

Aさんは38歳の女性患者。ご主人との結婚生活のなかで徐々にストレスがたまり、過食を繰り返すようになり、数年が経過した。その後、あることをきっかけに食事を食べると胃もたれのような症状が起きるため、ほとんど食事をすることができなくなった。過食によって増えた体重が減ってきたため、明らかに少ない食事量だったが気にすることなく、数カ月が経過した。

その頃から、起床時の体の重さと倦怠感《けんたいかん》、さらに抑うつ感を伴うようになり、心療内科を受診。睡眠薬と抗うつ剤を処方された。当初は睡眠薬の効果によって中途覚醒がなくなり、抑うつ感などの症状の改善を期待したが、明らかな改善はなかった。

私のクリニックを受診したときの検査データでは、次に示すような多くの栄養や代謝の障害を認めていた。
・重度のたんぱく質不足
・ビタミンB群の不足
・鉄や亜鉛などの重要なミネラルの欠乏状態
・ビタミンDの不足

・血糖値の乱高下（食後のスパイク状の血糖上昇とその後の反応性低血糖）

心療内科では問診チェックでうつ病と診断され、投薬治療を受けていたが、その約1年に及ぶ治療期間中、1回も血液検査をおこなっていなかった。

Aさんの経過と栄養の関係について考えてみよう。

まず、ご主人との日々のストレスは相当なものだったようだ。人はストレスを感じると副腎《ふくじん》という小さな臓器が全力で抵抗する。このときに体内では、ビタミンB群やビタミンCなどを大量に消費することになる。さらにAさんはストレスによって甘いものや炭水化物に偏った食事をすることで、ますますビタミンB群の消費量が増えてしまっていた。

そして食欲がなくなると、消化に負担がかかる肉などのたんぱく質が減ってしまう。肉は女性にとってたんぱく質だけでなく、鉄や亜鉛などのミネラルの供給源でもあるため、それらの栄養素が不足することが十分に予想される。さらにAさんは日焼けを避ける生活が長く、ビタミンDも不足してしまっていた。

実際の治療では、血液検査データから必要な栄養素の種類と量を決め、最適な食事への変更とともに、サプリメントの補充をおこなった。3〜6カ月後ごとに血液検査をおこなうと、栄養状態が確実に改善していることが確認された。

同時に、寝付きがよくなり夢を見ることが減った。「さっき寝たと思ったら朝になっているのです。皆さん、こんなに気持ちよく朝起きているのですか?」と9カ月後の診察で話された。

この頃には投薬はすべて不要となり、仕事も週4日することができるようになっていた。Aさんは、初診時とは別人のような印象を受けるほど回復したのである。

私のクリニックでは、このような経過をたどる患者さんは、決して珍しくない。「はじめに」でも述べたように、オーソモレキュラー療法でうつが改善した患者数は、4000人にのぼる。

次章からは、うつと関係が深い栄養や代謝のトラブルについて、詳しく解説していこう。

第1章

心の不調は「脳の栄養不足」からはじまっていた！

オーソモレキュラー療法（栄養療法）とは

心をつくっているのは「脳」だった！

心とはなんだろうか。

嬉しい、悲しい、不安だ、といった感情。あるいは、ウキウキする気持ちや興奮、落ち込み、ふさぎ込んでしまう状態。それらはどこから来るのだろうか。そのときの気分やストレスによるものなのだろうか。

日本では古くから、心は胸や腹部にあるものと考えられてきた。

緊張したときに心を落ち着かせるために手を当てるのは胸やお腹だ。また、「肝っ玉」「腹のすわった」「胸キュン」「腹の虫がおさまらない」「はらわたが煮えくり返る」といったような表現もある。

では、本当はどうなのか。本当の意味ではまだわかっていないのだが、1ついえるのは、脳内神経伝達物質のバランスで、精神状態が大きく変わるということである。

うつ症状を含めて、精神症状がある患者さんに対して、脳内神経伝達物質の濃度を操作したり、活性を意図的に操作したりして調整する薬剤を処方すると、症状は軽くなるなど、一定の効果があるのは事実である。

だからイライラや不安、うつ症状などのメンタルのトラブルは、脳内の神経伝達物質のバランスの乱れが原因だと考えられているのだ。

脳内神経伝達物質のバランスが大事

脳には膨大な数の神経細胞があり、それぞれの細胞は固有の神経伝達物質によって情報伝達がおこなわれている。そのなかに感情や感覚を伝える神経細胞もある。

感情や感覚の伝達を受け持っているのは、興奮系の神経細胞、抑制系の神経細胞、そして調整系の神経細胞だ。おもにこの3つの神経細胞のバランスによって、心はさまざまな状態になり、感情も湧き上がってくるのである。

3つの神経細胞の関係については、「やじろべえ」をイメージするとわかりやすい（図表1）。中央の支点に調整系の神経細胞があり、左右の興奮系と抑制系の神経細胞という重しを支えて、微妙なバランスをとっている状態だ。調整系、興奮系、抑制系の神経細胞から、それぞれ分泌される神経伝達物質が適量であれば、バランスがとれていて、やじろべえは水平を保つ。すなわち、心も感情も安定している状態となる。

ところが、脳のなかで神経伝達物質のバランスが崩れると、心や感情に変化が起きる。

悲しみや怒り、イライラや不安などの感情が湧き上がってくるのだ。そうした心や感情の変化はすべて、脳内神経伝達物質の状態をそのまま反映しているのだ。

興奮系、抑制系、調整系のうち、もっとも種類が多いのは興奮系の神経伝達物質だ。ノルアドレナリン、ドーパミン、アセチルコリン、グルタミン酸などがある。自然界の生物はいつ外敵に襲われるかもしれない状況で生きている。そのため、外敵から身を守るために、攻撃と防御に関係する興奮系の神経伝達物質が不可欠なのである。

興奮系の伝達物質が適度に分泌されていると、元気があってやる気に満ち、ほどよい緊張感がある。これが不足すると、元気がなくなり、気分が落ち込む。

抑制系の神経伝達物質の代表がＧＡＢＡ《ギャバ》（γ《ガンマ》－アミノ酪酸《らくさん》）だ。抑制系はほかにいくつかあるが、ＧＡＢＡの占める割合が圧倒的に多く、脳の神経細胞の30％もある。ＧＡＢＡの働きは、脳が興奮したときのブレーキ役。アクセル役である興奮系とのバランスをとっている。不足すると、興奮が鎮まらず、ときにけいれんを起こしたりすることもある。

調整系の神経伝達物質は多くなく、その代表がセロトニンだ。セロトニンは通常、興奮系の神経伝達物質に分類されるのだが、行動に対しては、それを抑え鎮めるなど、抑制的に働く。セロトニン不足は、抑うつ感情をもたらす。

図表1●3つの神経伝達物質の関係

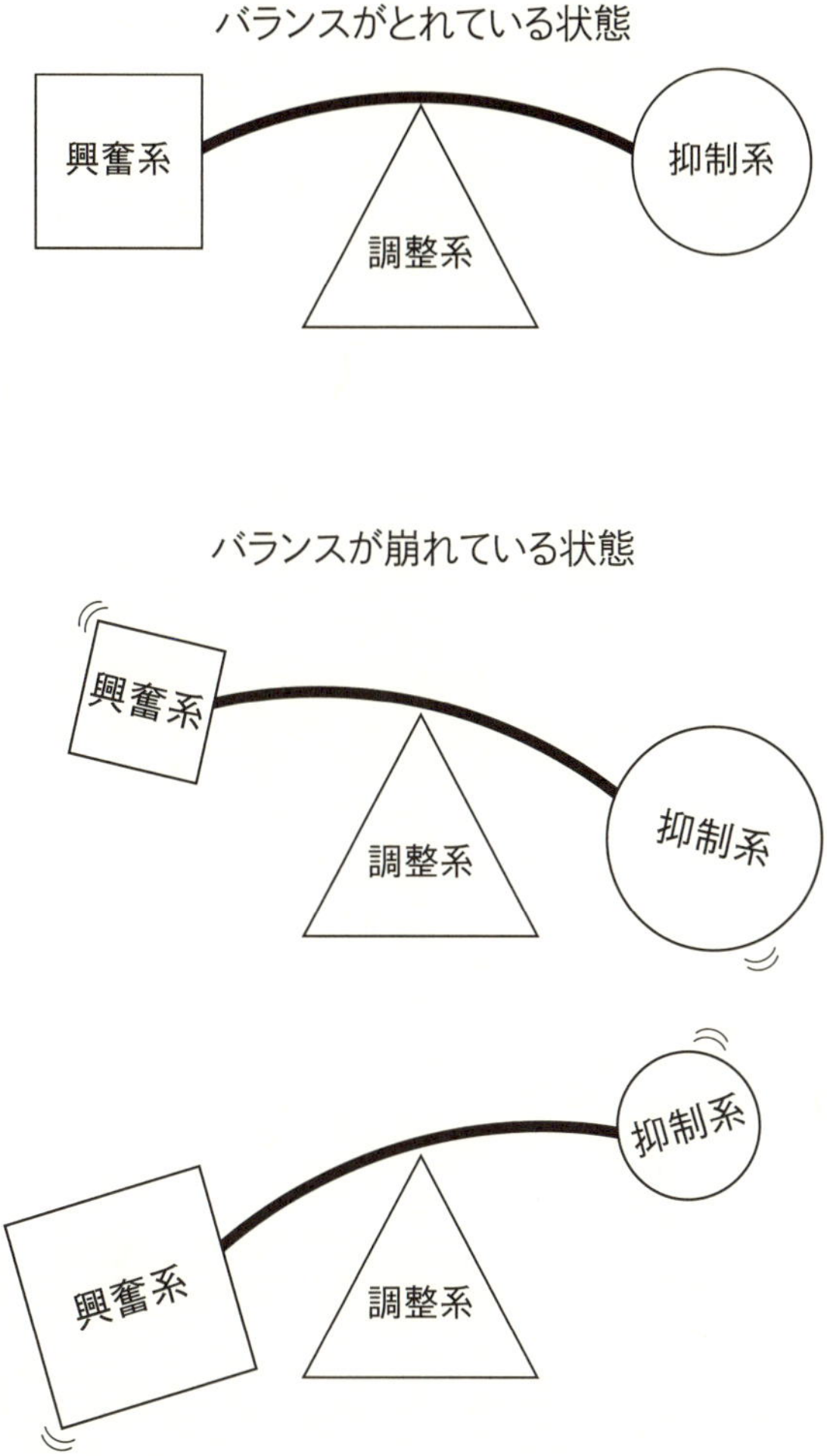

うつの治療薬は、この3つの神経伝達物質のバランスを整えるように設計されている。だから症状が改善されるのだが、たとえよくなっても、それは薬の作用によるものであり、薬がなければもとのバランスに戻るだけである。さらにこれらの薬には耐性や依存性があり、その弊害についてはここまで述べてきた通りである。

「食べ物」からつくられる脳内神経伝達物質

脳内神経伝達物質はすべて食べ物由来であり、そのおもな材料はたんぱく質だ。筋肉や皮膚、髪の毛など私たちの体をつくっている重要な成分はたんぱく質だが、脳内神経伝達物質も例外ではないのである。

食事でとったたんぱく質は、消化管を移動しながら、消化酵素で分解され、アミノ酸になって脳に送られる。脳に送られたアミノ酸は、L－グルタミン、L－フェニルアラニン、L－トリプトファンの形で脳内に入る。その後、いくつかの反応を経て神経伝達物質に合成される。その流れが図表3である。

図表3の、L－グルタミン酸からGABAへの流れを見てほしい。興奮系の神経伝達物質であるグルタミン酸から、抑制系の神経伝達物質であるGABAに合成されるのだ。つ

図表2●脳内神経伝達物質の種類

興奮系

神経伝達物質	おもな作用
ドーパミン	快感・陶酔感、情緒・認識、攻撃・創造性、運動機能
グルタミン酸	記憶、神経細胞の興奮
アセチルコリン	学習・記憶、睡眠
ノルアドレナリン	目覚め、集中力、積極性、興奮・攻撃、不安、恐怖、痛みの軽減

抑制系

神経伝達物質	おもな作用
GABA	脳の興奮を抑制

調整系

神経伝達物質	おもな作用
セロトニン	行動は抑え、気分を保つ

まり、興奮系のグルタミン酸が増えれば、同時に抑制系のGABAも増えて、バランスをとるのである。この絶妙な〝バランス感覚〟は、脳の神秘というしかない。

ところが、実際にはグルタミン酸からGABAへの反応がスムーズにおこなわれていないケースが多いのである。興奮系が増えるのに、抑制系がつくられないと、緊張感が続き、イライラや不安を感じたり、けいれんを起こしたりすることもある。

また、セロトニンも不足しがちな神経伝達物質である。気分を落ち着ける作用があるセロトニンは、スムーズな睡眠に入っていくために欠かせない物質だが、これもまた、うまくつくれない人が多いのである。

セロトニンは睡眠のバランスをとるメラトニンに合成されるから、セロトニン不足は、そのままメラトニン不足につながる。その結果、うつの初期症状である睡眠障害を引き起こすのだ。

なぜ、神経伝達物質の合成がうまくいかなくなるのだろうか。

その原因の1つには、ビタミンB_6の不足がある。図を見ればわかるように、ビタミンB_6は、合成の随所にかかわっている。ビタミンB_6が十分にないと、神経伝達物質をうまくつくることができないのだ。

神経伝達物質の原材料はたんぱく質だから、たんぱく質を十分にとることは大切だが、同時にビタミンB_6もたっぷりとらないと、神経伝達物質への移行はスムーズにおこなわれなくなるのだ。

では、そもそも脳内神経伝達物質は、どのような仕組みで分泌されているのだろうか。セロトニンなどの神経伝達物質が入っているのは、脳の神経細胞のシナプス小胞と呼ばれる、ブドウの房のような形をした部分だ。

「やる気のない状態に陥ると、シナプスを介して「やる気を出さなくちゃダメだぞ！」という電気信号が伝わり、シナプス小胞からセロトニンが放出される。

図表3●神経伝達物質の合成過程

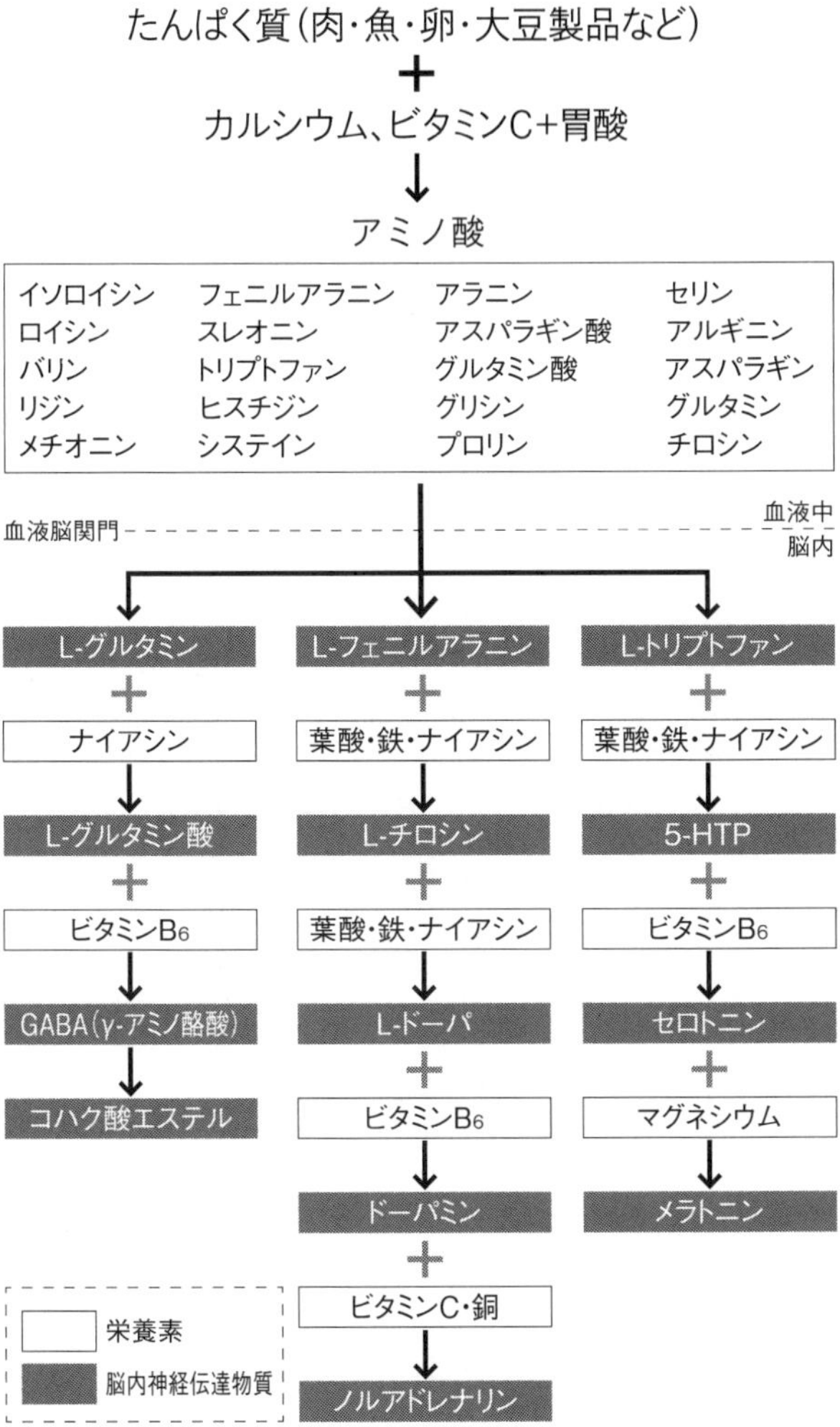

セロトニンは、次の神経細胞のシナプスの受容体でキャッチされ、さらに次へと伝えられることで、〝やる気〟が喚起される。信号の伝達が終了すると、受容体から外され、シナプス小胞に再吸収され、キープされることになる。

栄養で不調を治す「オーソモレキュラー療法」の考え方

ここで改めて、「オーソモレキュラー療法（オーソモレキュラー栄養医学）」の考え方について述べておきたい。

オーソモレキュラー療法とは、食事の変更と、さらに必要な栄養素をサプリメントで補充する治療法である。その基本的な考え方は、大きく分けて2つある。1つめが、「体内にもともと備わっている物質を意図的に操作する」こと、2つめが、「病気の改善に必要な材料の最適量を補充し、その後は体の代謝に任せる」ことである。つまり、「体のなかの分子の濃度を最適化して、心身の問題を解決させる」ということである。

私たちの体（脳）にある分子（栄養素）を、最適な量にすることによって、組織（臓器）や細胞の機能を向上させ、病態を改善させる治療法なのだ。

例えば、あるホルモンが不足していたとすると、それを外から補うのではなく、自分の体内でそのホルモンをつくることができる材料である栄養素を、適切に補充するという考え方だ。

私たちの体は、頭の先から足の先まで、すべてが食べ物由来である。

西洋のことわざで「You are what you eat.」というものがあるが、まさにこれはオーソモレキュラーの考え方をあらわしている言葉だ。

メジャーリーガーのダルビッシュ有選手は、「今日の体は、昨日までの食事でできている」といっている。ケガを繰り返したことから、自分の体をよくするために栄養のことを勉強したそうである。これこそまさに、「オーソモレキュラー栄養医学」の考え方である。

それに便乗するわけではないが、付け加えるとするならば、「今日からの食事で、未来の自分を変えることができる」のである。

大げさではなく、私は食事で人生さえも変わると思っている。食事を変えれば体が変わり、心が変わり、生き方が変わるのだ。

ただし、一度乱れてしまった心身のバランスを戻すには、食事だけで戻すには難しいことが多い。そのため、ある期間は積極的にサプリメントなどで栄養を補充していくのがオーソモレキュラーの考え方である。

ノーベル賞化学者の研究によって誕生

オーソモレキュラー療法は、ライナス・ポーリング博士とエイブラム・ホッファー博士という2人の化学者の出会いによって誕生した。

ホッファー博士はもともとビタミンの分野における生化学で博士号を取得していて、体にあらわれる症状を分子レベルで研究していた。つまり、分子で構成されている体のなかの物質がなんらかの変化をきたし、その反動によって症状があらわれる、と考えたのである。

なかでも博士が興味を持ったのが、幻覚や幻聴を訴える精神疾患だった。精神疾患には脳のなかの物質の変化がかかわっている、というのが博士の仮説だった。それを証明するため、栄養素であるナイアシン（ビタミンB_3）を中心とした治療が、統合失調症に確かな成果を上げることを確認した。

ナイアシンが不足すると、「ペラグラ」（消化管症状のほか、幻覚や妄想を訴える）という病気になる。そこでホッファー博士は、統合失調症の患者さんの訴える幻覚や妄想などの症状にもナイアシン不足が関係しているのではないか、あるいは何らかの理由で脳におけるナイアシンの作用不足が統合失調症の症状をつくるのではないかと考えたのである。

そしてその研究結果を発表したのだが、医学界からは〝異端者〟扱いされ、学会を追われてしまうのである。

一方、ライナス・ポーリング博士は、1954年に化学結合の本質に関係する研究でノーベル化学賞を受賞、1962年に核実験への反対運動が評価され、ノーベル平和賞を受賞している、20世紀を代表する化学者の1人だ。

医学界では評価されなかったホッファー博士の発表に注目し、後押ししたのがポーリング博士だったのである。2人は親交を深めていき、やがてポーリング博士は、ナイアシンを多量に投与することによって統合失調症が改善したというホッファー博士の発表内容を受け、「オーソモレキュラー精神医学」という考え方を提唱した。この言葉がはじめて登場したのは、1968年、アメリカの雑誌『サイエンス』誌上であった。

また、ホッファー博士は、がん患者のうつや不安などの精神症状のコンサルテーションや治療を受け持っていた。すると不思議なことに、ホッファー博士から治療を受けていたがん患者の多くが、ほかの患者と比較して明らかに元気であり、がんの進行が遅く生存期間が著しく伸びていたのだ。このような経緯でオーソモレキュラー療法は、精神症状の改善だけでなく、がん患者に対する補完治療でも大きな成果を上げるようになった。

私が日本初のオーソモレキュラー専門クリニックを開設したのが2003年のことだ。その翌年、私はカナダのホッファー博士のクリニックを訪れ、それ以降、3回ほどお会いする機会があり、亡くなる直前までメールなどでやりとりをさせていただいた。

オーソモレキュラーを専門とするアメリカの精神科医であるマイケル・レッサー博士の講演会に多くの日本人医師を招き、彼らが講演会の内容に感動していたことをメールでお伝えしたときは、

「君はとてもいいスタートを切ったね。日本の医師がアメリカやカナダの医師たちよりも広く寛大な心を持つことを強く期待しているよ」

というお返事をいただき、とても嬉しかったことを覚えている。その一方で、ホッファー博士がいかに迫害されていたかも強く感じたのである。

マイナスをゼロでなくプラスにする治療法

オーソモレキュラー療法は、「至適量（最適量）」の栄養素を供給する方法だ。その至適量には個人差があり、誰が何の栄養素をどれだけ不足しているかは、血液検査をしないとわからないのである。

例えばある栄養素の至適量を供給すると、その栄養素の欠乏によって起こるトラブルの予防や治療だけでなく、まったく別の病気の改善につながることも珍しいことではない。

この本のテーマは「うつ」だが、オーソモレキュラー療法は、脳の機能自体を上げるものなので、「うつ」といわれていた子どもの成績が上がったり、お年寄りの認知機能が上がったりすることもある。

また、脳だけでなく体にも効果があるため、美容やアンチエイジング、ケガの治りを早めるなど、外科的な効果もある。整形外科の先生に聞いた話では、大量のビタミンCを補充した結果、高齢の骨折の患者さんの骨が、予想外に早くくっついてしまったという話もある。

子どもの発達障害も増えている。一般的な発達障害の治療は、その子の特徴を理解して、環境を整備させる。しかし、ここには子どもたちを根本的によくしようという考えはない。投薬もあくまでも対症療法に過ぎない。発達障害は生まれ持った脳のトラブルだから治らないという前提なのである。

ところがオーソモレキュラー療法は、もともと脳のトラブルを治すためにでき上がった治療法であるから、脳は発達することができると考える。子どもならそれを促すことができるのだ。その結果、劇的によくなるお子さんが多い。

栄養アプローチをすることによって、そのお子さんがもともと持っていた、いい特徴を残しながら、時に成績が急上昇したり身長が伸びたりと驚くような発達を見ることもある。

何がいいたいのかというと、オーソモレキュラー療法は、対症療法ではないのはもちろんのこと、マイナスをゼロにする治療法でもない。そう、マイナスをプラスにまでしてしまう治療法なのである。

なぜ、人工的につくられた「薬」が脳に効くのか

「うつ」は脳内神経伝達物質のバランスの乱れによって起こることは明らかであり、その原因の1つは脳の栄養不足である。もう一度図表3を見てほしい。そのおおもとにあるたんぱく質はもちろん、合成過程にある栄養素を適切に補う必要があるのに、現在の「うつ」治療では、栄養素ではなく人工的につくられた薬が使われている。

「栄養素」は補っても副作用はないのに、「ちょっとやる気が出ない」「気分が沈みがち」と訴えを聞くと、精神科医は副作用があり対症療法である「薬」を処方してしまうのである。

抗うつ剤などの薬は、どうやって脳に作用するのだろうか。

体に必要な栄養素や酸素は、毛細血管を通って各部に運ばれる。脳も同じなのだが、実は脳の毛細血管にだけ、特殊なシステムが備わっている。それが「血液脳関門」である。血液脳関門とは、いわば脳の〝関所〟のようなものだ。脳の毛細血管は、その壁をつくっている細胞のあいだが狭くなっていて、脳のなかに入ってくる物質を制限しているのだ。なぜなら、脳にとって不必要なもの、よくないもの、害になるものをシャットアウトするためである。このバリアがあることで、脳は守られているのだ。

関所を通過できないのは、「脳の組織や機能に作用する物質」である。このような物質が無制限に入ってしまえば、脳の働きに支障をきたすからだ。そして脳に作用する物質は、その材料を調達して脳のなかでつくるというメカニズムになっているのだ。

食材に含まれる、脳に影響がある物質やたんぱく質などの多くは、血液脳関門を通過することができない。しかしその一方で、血液脳関門を通過できてしまう物質もある。

それが抗うつ剤などの薬、アルコール、ニコチン、カフェインなどだ。これらは本来、体内に取り入れられるようデザインされていなかったため、血液脳関門を素通りできてしまうのである。

本来、神経細胞でつくられたものは、神経細胞で使われるのが基本である。ところが、脳内神経伝達物質のうち、睡眠リズムをつくるメラトニンだけは違う。脳でつくられ全身に作用する。そのためメラトニンは血液脳関門も通過し、サプリメントとして摂取しても睡眠リズムの改善などに一定の効果がある。ただし日本では製造販売が認められていないため、個人輸入などで購入することになる。

メラトニンは日が暮れてくると分泌が増えて睡眠を促し、明るくなると減っていき、覚醒を促す。つまり夜にメラトニンの分泌が増えないと、眠気が訪れないことになる。夜のメラトニン分泌を阻害するのは、パソコンやスマートフォンなどのブルーライトである。だから夜にスマホを見ていたり、テレビをずっと見ていたり、明るい部屋にいるとなかなか眠くならないのだ。

またベンゾジアゼピン系の睡眠薬を服用している人は多いが、これを服用し続けると、メラトニンが分泌されなくなっていき、自然な眠りが得られにくくなるので注意が必要だ。やがて薬がないと眠れないことになってしまう。

こう考えると、やはり体にとってごく自然な「栄養」で、マイルドにアプローチしていくのが安全なのである。

「うつ」を引き起こす4つの栄養トラブル

オーソモレキュラー療法的に考える、「うつ」を引き起こす4つの栄養トラブルは以下の通りである。

①脳の栄養不足
②腸の不調
③糖質のとりすぎ(血糖調節障害=低血糖症)
④脳の慢性炎症
⑤ホルモンの影響

オーソモレキュラー療法的に見たうつの原因は、なんといっても「①脳の栄養不足」である。これまでにも触れたように、脳内神経伝達物質の原材料不足のことである。これに関しては、この後、本章で説明していく。

次に重要なのが「②腸の不調」だ。詳しくは第2章で説明するが、腸にトラブルがあると、そもそも栄養が吸収できない。吸収阻害があれば、当然、栄養不足につながる。それから、腸内細菌のバランスが崩れれば、脳内神経伝達物質を合成するのに重要なビタミンB群が不足してしまう。

また、「リーキーガット症候群」という腸トラブルがあると、脳腸相関《のうちょうそうかん》といって、脳のトラブルにつながり、同時に血糖調節障害も起こりやすく、うつ症状が出やすい。

血糖調節障害につながるのが、「③糖質のとりすぎ」である。血糖のバランスが崩れると、うつなどの精神障害につながりやすい。これについては第3章で解説する。

そして「④脳の慢性炎症」。微小な脳の慢性炎症でも、うつ症状を引き起こす。糖尿病などもかかわってくる内容だ。第4章で説明する。

そして最後が「⑤ホルモンの影響」である。ホルモンにかかわるトラブルである更年期障害でうつ症状などが伴うことは知られているが、副腎《ふくじん》や甲状腺などのちょっとしたバランスの乱れでも、うつ症状が生じる。いずれも病名がつくほどではない、いわば些細《ささい》な乱れでも精神症状を伴うことが知られていないため、精神科や心療内科ではホルモン系の詳細な検査と評価をおこなわず、安易にうつ病などの精神疾患に診断されてしまうことが多い。これらはホルモンが主役であり栄養とは関係がないように思えるが、実はオーソモレキュラー療法で対応ができる話題として、第5章で取り上げたい。

　ここでは簡単な紹介に留めておくが、ここに挙げたものはすべて、うつ症状を伴うため、受診して症状を訴えると、うつ病と診断されてしまいかねない。診断の前に、上記の可能性を疑うべきなのである。

脳内神経伝達物質の原材料が足りなくなる「たんぱく質不足」

　図表3にあるように、脳内神経伝達物質をつくるおおもととなるのは、たんぱく質である。食事でとったたんぱく質が、消化管を通り、消化酵素で分解され、アミノ酸になって脳に送られていく。脳内神経伝達物質の原材料もたんぱく質なら、それを分解する酵素もたんぱく質なのである。

　先に述べたうつの原因である「脳の栄養不足」の原因は、なんといってもたんぱく質の不足ということになる。

　従来、たんぱく質は不足していないという認識があり、その認識をもとに糖質・脂質・たんぱく質の理想的な摂取カロリー比が決められていた。比でいうと、糖質50〜65%、脂質20〜30%、たんぱく質13〜20%であり、いまだに糖質が高率であることに変わりはない。

　ただ、最近になってたんぱく質不足が指摘されるようになった。2015年、厚生労働省の発表では、食物繊維とともにたんぱく質をしっかりとりましょうといわれている。

たんぱく質の推奨量は、18歳以上の男性で1日60g、女性で1日50gとされている。年齢別に見ると、成長期ではたんぱく質の必要量が多くなることは理解できるが、実は高齢者になると加齢とともにたんぱく質の必要量は増加するのだ。年を重ねても、たんぱく質の摂取量は減らしてはいけないのである。

なかでも、高齢者と若年女性のたんぱく質不足は深刻である。

高齢者がたんぱく質をしっかりとることで健康に結びついたケースとして、秋田県大仙市の例がある。かつて秋田県大仙市は、長いあいだ、平均寿命が全国でも最下位に近かった。脳出血も多く、自治体が地域住民の食事指導に取り組んだのである。詳しい内容は割愛するが、その指導のなかで目を引くのが「たんぱく質を積極的にとること」だった。

14年間おこなった結果は大成功。動物性たんぱく質の摂取量が増えたにもかかわらず、動脈硬化が減少し、血圧は下がり、平均寿命は延び、なんと全国平均に追いついたのである。また、血液中のアルブミン（たんぱく質の1つ）も増えていたのだ。

歳を重ねてくると、「コレステロールが気になるから肉や卵を控えている」という人もいるかもしれないが、とんでもない勘違いである。動物性たんぱく質こそ、意識してとらなければならないのだ。

母親のたんぱく質不足が子どもに与える深刻な影響

20代、30代の若い女性は、たんぱく質不足はもちろん、そもそも摂取エネルギーが不足していることは明らかで、「やせ」も深刻な問題となっている。国際的に見ても、やせすぎ女性の比率は日本人で10％強おり、「豊かなのに女性がやせている」というおかしな国と認識されているのだ。

最近になって「肉食女子」などという言葉もあり、肉を食べる若い女性も増えているが、まだまだたんぱく質が不足しているのが現実なのである。

女性のたんぱく質不足は、出産した子どもにも影響を与えてしまう。妊娠前や妊娠中の女性の栄養状態が、子どもの多くの疾患とかかわっているのだ。

これは成人病胎児期発症起源説（ＤＯＨａＤ）といわれ、子どもが母親のお腹にいるときに、すでに病気がはじまっているというものだ。そのなかでもっともよく知られており、日本でも確認されているのが、低出生体重児（出生体重が２５００ｇ未満の新生児）で生まれた子どもは、成人してから２型糖尿病になりやすいという事実である。糖尿病以外にも、日本人では心筋梗塞や高血圧も確認されている。

低体重児が生まれてしまう原因に、女性のダイエット志向がある。若い女性の「やせ・スリム」志向は、将来の子どもの「一生の病気」につながってしまうのである。

また、オランダでは、母体の低栄養が精神疾患を増やした有名な事件もある。「オランダの冬の飢餓《きが》事件(1944〜1945年)」と呼ばれるもので、冬にオランダで飢餓があったとき、当時妊娠していた女性が産んだ子どもに、精神疾患が多かったというものである。

また、海外の報告だが、低出生体重児は小児期の学力が低く、成人期の賃金が低く、33歳の時点で就労していない率が高いという。

その他、出産前の女性の問題点として、成人病胎児期発症起源説と関連づけられているのが、虚血性心疾患、本態性高血圧、メタボリック症候群、脳梗塞、脂質異常症、神経発達異常などである。

以前よりもたんぱく質摂取が注目されるようになったとはいえ、たんぱく質は脳内神経伝達物質の合成以外にも体にとって重要な栄養素である。老若男女を問わず、しっかりとっていただきたい。

生活習慣の影響で起こる「ビタミンB群不足」

たんぱく質が脳内神経伝達物質のおおもとなら、合成の過程で大きくかかわっているのがビタミンB群である。

たんぱく質は、ドーパミンやノルアドレナリン、セロトニン、GABAなどの神経伝達物質につくり変えられていくが、そのつくり変えになくてはならない働きをするのがビタミンだ。ビタミンが、つくり変えに作用する補酵素になるのである。なかでも、特に重要なのがビタミンB群だ。

ビタミンB群とは、ビタミンB_1、B_2、B_6、B_{12}、ナイアシン（B_3）、パントテン酸、葉酸、ビオチンの総称である。これらは単独ではなく、複合的に作用するのが特徴だ。

ビタミンB群のなかでも神経伝達物質の合成に欠かせないのがビタミンB_6である。図表3を見ればわかるように、神経伝達物質であるドーパミン、セロトニン、GABAについても、それに変わる反応はすべてビタミンB_6がかかわっている。それらの反応で主役を務めるのは酵素だが、ビタミンB_6がなければ、酵素は何の働きもできない。ビタミンB_6という名脇役があってこそ、酵素ははじめて主役として活躍できるのである。

一方で、ビタミンB群は実に消費されやすい栄養素だ。生活習慣の影響で、いとも簡単に消費されてしまう。消費される原因の筆頭に挙げられるのが、糖質の摂取である。

ビタミンB群は別名「代謝ビタミン」と呼ばれているように、あらゆるものの代謝に使われてしまう。

ビタミンB群はエネルギーの産生に欠かせない栄養素だ。エネルギーとなるのは、私たちが食べ物から摂取したたんぱく質や脂質、糖質である。もちろんこれらは、摂取したからといって、そのまま体の一部になるわけではない。胃腸で消化・吸収されてはじめてエネルギーとして使われるのだが、このエネルギーの代謝に欠かせないのが、ビタミンB群なのだ。

だから、糖質を大量に摂取すると、ビタミンB群は糖の代謝に使われてしまう。糖質依存の食生活を送っていると、それだけビタミンB群も必要となり、ビタミンB群不足に陥る。

糖質だけではない。偏った食習慣やアルコールやカフェインを摂取したとき、喫煙、薬の服用などでも消費されてしまうのだ。

生活習慣や体質などによって消費量が違うため、その消費量は個人差が大きいことも特徴である。

ストレスでこんなに栄養が消費されていた！

実は、ビタミンB群を消費する生活習慣として、もっとも影響力が大きいと思われるのは、「ストレス」だ。

ストレスがかかっているときに、どのようにビタミンB群が消費されるのか、調べた実験がある。

ボランティアの大学生に、難解な数学のテストを数日かけて数回おこない、その後の尿中に出てくるビタミンB_1の代謝産物を調べたのである。ここでいう難解なテストが、頭脳的なストレスというわけである。

すると、テストというストレスを与えたあとは、尿中にビタミンB_1の代謝産物が増える。それだけビタミンBが消費されたということだ。

その結果で注目すべきは、1回のストレスでもすぐにビタミンBの消費がはじまったということと、テストをやめたその翌々日になってもさらに代謝産物が増えていた、つまりそのとき、その場でストレスを受けていなくても、ビタミンBの消費が長く続くということである。

だからストレスを立て続けに受けるということは、ビタミンBの消費がとめどなく続くどころか、雪だるま式に増えていくということになる。

職場や学校、家庭がストレスの場であれば、毎日どれだけのビタミンBが消費されているのだろうか。考えただけでも恐ろしい。

飲酒によるビタミンB_1濃度の関係を調べたものでも、同じような結果が出ている。

飲酒後のビタミンB_1の血中濃度を調べると、飲酒してから24時間後のエタノールの血中濃度（アルコール濃度）は0％であるのに対し、ビタミンB_1の血中濃度は、72時間経ったあとも、低いままだったのである。

どういうことかというと、アルコールは丸1日経てば抜けてしまうが、ビタミンBは3日経ったあとでももとに戻らず、飲酒前と比較して不足状態が継続しているということになる。私が「お酒は週2日までにすべき」といっているのは、こういうわけなのである。

ストレスがかかっているときに大酒を飲んで解消しようという人も多いかもしれないが、いうまでもなく飲酒によってビタミンB群は消費されてしまうから、逆効果だ。

同様に、ストレスを感じたときに甘いものに手が伸びてしまう人も多いが、甘いもの＝糖質の代謝にもビタミンB群は使われてしまうから、これもまた逆効果ということになる。

ストレスがかかったと感じたときほど、食生活を注意するようにしたい。

ビタミンB群不足は不眠や集中力低下も引き起こす

仕事や勉強などの作業で頭を使う人や、集中力を必要としている人は、明らかにビタミンB群が消費され、ビタミンB群不足になっているので、特に気をつけてほしい。

今から10年ほど前、ある大学の芸術学部で食事とうつの関係について講義をしたことがある。なぜ大学の芸術学部からそのような内容で声がかかったのかというと、芸術学部の学生は、ほかの学部と比べてうつなどの精神症状で学校を辞めてしまうことが多いため、それに危機感を覚えた学校側からの依頼だったのだ。

芸術学部は写真や絵、映像、文芸など、独特の集中力を必要とする学部である。まさに「ビタミンB消耗型」の生活を送っているのだ。おそらく人一倍、ビタミンB群を消費してしまい、うつなどの精神症状が出てしまうケースが多かったのではないだろうか。

講義の結果は大好評で、後に学生さんからもらったアンケートには私の似顔絵が描いてあったり、「一人暮らしなので、これからは食生活を見直します」「軽度のパニック障害でしたが、食生活を見直したらパニックが出にくくなりました」「今日からチョコレートはやめます！」などといった感想がたくさん書かれていた。その素直な感想が嬉しくて、いまだに大切に保管している。

ところで、ビタミンB群不足であらわれる症状に、睡眠障害がある。睡眠をコントロールする神経伝達物質が十分にできないため、睡眠のリズムが乱れ、夜寝付けない、昼間眠くなる、悪夢を見るといったことがある。子どもの場合はよく寝言をいう、夜中に突然叫ぶ、といった症状があらわれることも少なくない。

ビタミンB群を積極的にとるようにしたところ、寝付きがよくなったという事例が多数報告されている。

眠れないからとアルコールに頼る人もいるが、寝酒は逆効果である。先に述べたように、アルコールを分解するときにビタミンB群が大量に消費されてしまうからだ。

集中力や記憶力の低下もビタミンB群不足に伴う症状である。ビタミンB群が不足すると、情報処理能力はガクンと落ちる。

例えばビタミンB群が不足しているときにテレビの視聴やネットサーフィン、読書をしていると、画面から次々にあらわれる映像や情報を処理しきれなくなる。そして観るのが嫌になり、煩わしく感じるようになる。

日々、大量の情報に接している現代人にとって、これはかなりハンディキャップになるのではないだろうか。

女性の「うつ」と関係が深い「鉄不足」

ビタミンB群と並んで、脳内神経伝達物質の合成に深くかかわっているのが鉄などのミネラルである。

うつを語るのに、たんぱく質を除いて、代表的な栄養素を挙げるとすれば、なんといってもビタミンB群と鉄の2本柱だ。図表3を見ればわかるように、鉄は神経伝達物質の合成の、特に初期の段階で必要になることが多い。その鉄が欠乏すれば、さまざまな精神症状が出てくるのは、おわかりいただけると思う。

ちょっとしたことで気分が憂うつになる、些細なことでクヨクヨする、落ち込む、といった症状が出てくると、「うつかもしれない」と思うかもしれない。しかし、血液検査をすると、実は鉄不足だったということは、非常によくある。

また鉄は、疲労感ともかかわりが深い。鉄は血液中の赤血球のヘモグロビンをつくる成分であり、そのヘモグロビンは、体のすみずみに酸素を運ぶ役割をしている。さらに細胞内に運ばれた栄養素をエネルギーに変換するミトコンドリアには、鉄を必要とする酵素が多い。鉄不足では体内に酸素を十分に運べなくなるだけでなく、運ばれた栄養素をエネルギーへ変換できないため、疲れやすい、疲れが抜けない、頭痛、めまいといった症状が起こる。これらは通常の検査で貧血と診断されない状態でも起こることを理解する必要がある。

鉄はコラーゲンの再生にも重要な役割を果たしている。不足すれば軟骨コラーゲンがつくられる量が減り、体の節々が痛くなる。コラーゲンとの関連でいえば肌のハリもなくなり、シミ、シワも増え、爪や髪の毛の質も低下することもよく起きる。鉄不足の女性が鉄を補充すると、シミが薄くなったというのは、非常によく聞く話だ。これは鉄を含んでいるカタラーゼという酵素が、活性酸素を消す働きをしているからだ。

コラーゲンの塊である血管の壁が弱くなってアザができたり、歯茎から出血しやすくなったりするのも鉄不足の1つのサインだ。

鉄不足は特に女性に顕著である。というより、鉄不足ではない女性を探すほうが難しいほどだ。女性には鉄欠乏性貧血も多いが、鉄欠乏性貧血になると疲労感があるのはもちろん、先述したシミ、シワ、冷え、免疫力の低下も起こってくる。

「私は貧血ではないから大丈夫」と思っている女性も少なくないが、ほとんどの女性が「潜在的な鉄不足」なのだ。

女性が鉄不足になる理由は大きく分けて2つある。

1つは、生理による出血だ。女性は、生理によって毎月一定量の鉄を消費してしまう。1カ月に30㎎ほどの鉄を失っているといわれている。

2つめは、ダイエット志向からいまだに「肉を控える」女性がいることだろう。昨今話題になっている「肉食女子」は、鉄不足を解消する意味ではおおいに結構。

「肉は食べないけれど、ほうれん草やプルーンを食べているから大丈夫」という人もいるかもしれない。しかし、残念ながらほうれん草やプルーンなどの植物性の鉄（非ヘム鉄）は、体への吸収があまりよくない。やはり肉などの動物性たんぱく質に含まれている鉄（ヘム鉄）のほうが吸収がいいので、効率よく鉄分をとるには、ぜひ肉食をおすすめしたい。

【第1章のまとめ】

「脳の栄養不足」を防ぐ食べ方のコツ

・現代人はたんぱく質不足が多い。脳内神経伝達物質の原材料であり、体の構成材料となるたんぱく質を毎食、しっかりとる。

・ビタミンB群は脳内神経伝達物質の合成に必須。偏った食生活や頭脳労働などのストレスなどで大量に消費されてしまうので、意識して積極的にとる。ちなみにビタミンB群は野菜などの植物性の食べ物より、肉や魚などの動物性の食品に多く含まれる。

・鉄不足はうつ症状を引き起こしやすい。鉄は体への吸収のいい、動物性たんぱく質に含まれる「ヘム鉄」でとるのがおすすめ。

・女性は毎月の月経で鉄を消費してしまうので、積極的にとることを心がける。

第2章

「うつ」改善の決め手は「腸」にある

脳と腸はつながっている

脳と腸の密接な関係

現代人は、腸内環境が乱れている人が増えている。最近になって、腸内環境を整えることの重要性については、いろいろな本やメディアでいわれるようになった。

そして、「脳腸相関」という言葉もあるように、本書で特に強調したいのは、脳と腸は深いかかわりを持っているということだ。

例えば第1章で説明した脳内神経伝達物質のうちセロトニンは、脳に存在しているのは数%で、実はそのほとんどが腸に存在している。

セロトニンは、うつ病の治療薬にSSRI（選択的セロトニン再取り込み阻害薬）というセロトニンを増やす作用がある薬があることからもわかるように、その不足がうつ症状に大きくかかわっている神経伝達物質である。全身のセロトニンの90%以上が腸に存在し、腸のセロトニンの過不足が多くの胃腸症状と関係していることも知られている。最近になり、腸におけるセロトニン合成の状態が、脳内セロトニン合成に影響していることがわかり、腸内環境を整えることとの重要性が理解されるようになった。

腸にあるセロトニンがダイレクトに脳に届くといっている学者もいるほどだが、実際は、セロトニンの代謝産物や前駆物質（物質が生成される前のもの）が脳に届き、脳の神経伝達物質のバランスを乱す原因になっているのではといわれている。腸の粘膜に炎症があると、腸の内部からセロトニンの前駆物質である5－HT（5－ハイドロキシトリプタミン）や、炎症を引き起こすサイトカインを過剰に発現させたりする。これらが血中に漂うと、全身に炎症を起こすのはもちろん、脳にも炎症を起こすきっかけになる。つまり、腸の炎症が脳のトラブルにつながっているのだ。

実際、うつ症状に悩まされている患者さんには、便秘や下痢などの腸の不調に悩まされている人が多い。

逆に、脳の状態が腸に影響を与えることもある。

自律神経には交感神経と副交感神経がある。本来、腸の働きは脳から独立して調節されている。ただしストレスを感じているときには、脳から交感神経を優位にするよう指令が出されるため、腸の働きは大きく影響を受ける。

交感神経が活性化すると、神経を興奮させる神経伝達物質であるノルアドレナリンやアドレナリンが、脳内だけでなく自律神経が関与する腸の粘膜にも影響する。例えばイライラすると、腸の粘膜においてノルアドレナリンやアドレナリンが過剰に分泌される。

それだけではない。ノルアドレナリンやアドレナリンの一部が腸の粘膜を通り抜け、腸内細菌に影響を及ぼす。ある種の腸内細菌は、ノルアドレナリンレセプターという受容体を持っていて、ノルアドレナリンが増えると、凶暴性を増すこともわかっている。

腸内細菌という言葉も、最近はなじみ深いものになってきたが、腸内にはもともと善玉菌と悪玉菌、そして善玉菌でも悪玉菌でもない、どっちつかずの日和見菌《ひよりみ》がある。その割合は、善玉菌2：悪玉菌1：日和見菌7となっていて、圧倒的に日和見菌が多い。この日和見菌がどれだけ善玉化するか、悪玉化するかによって腸内環境が変わってくる。

緊張やイライラから交感神経が活性化すると、その反応が腸内にまで伝わり、70％を占める日和見菌の一部が悪玉化し、凶暴化してしまうというわけだ。

イライラしたりストレスを感じたりすると、便秘や下痢をすることがあるのも、こういうことから説明できるのではないだろうか。

逆に、便秘や下痢気味だと、肉体的にも不快だが、なんとなくふさぎ込んだり、落ち込んだりすることはないだろうか。

腸内環境が悪いと脳に悪さをし、脳（自律神経のバランス）が悪いと、腸に悪さをするという悪循環が起こるのである。

実際、以前から知られていたことだが、神経性胃炎やストレスによる胃潰瘍《いかいよう》、最近では過敏性腸症候群などの薬がうつ症状に効くこともあれば、その逆もある。

それくらい腸と脳、自律神経は直結しているし、腸の状態が悪ければ、性格にまで影響を与えてしまうということになるのだ。

たんぱく質を消化できない人が増えている

うつの原因とされているセロトニンなどの神経伝達物質不足の原因の第一は、たんぱく質不足である。

だからといってたんぱく質が不足しないようにやみくもにたくさんとればいい、というわけではない。摂取したたんぱく質は、しっかり消化・吸収する必要がある。

ところが最近、たんぱく質を消化・吸収できない人が増えている。

脂質や糖質に比べて、たんぱく質の消化・吸収には胃が重要な役割を果たしている。だから胃の調子が悪い人や、胃を切除してしまったような人は、たんぱく質が十分とれなくなり、やせてしまう人が多い。

なぜ、たんぱく質の消化・吸収に胃が重要なのだろうか。

胃粘膜から分泌されるペプシノゲンが、胃酸によってペプシンというたんぱく質分解酵素に変わる。そう、重要なのは「胃」そのものというより、「胃酸」なのである。だから胃酸が出にくければ、たんぱく質の分解酵素がつくられず、たんぱく質の消化・吸収が低下してしまう。

胃酸の分泌が少ない人もいるが、わざわざ胃酸の分泌を抑えてしまっている人もいる。胃酸の分泌を抑える薬を飲んでいる人などがそうだ。

最近増えている逆流性食道炎は、胃酸が食道に逆流してしまう病気で、いわゆる空腹時や夜間に胸やけなどの症状がある。

逆流性食道炎の原因を簡単に説明しよう。

胃の粘膜は十分な量の胃粘液で覆われている。そうして食材を介して取り込まれたさまざまな細菌やウイルス、胃粘膜から分泌する強酸性の胃酸、さらにはたんぱく質分解酵素であるペプシンから自らを守っている。一方、食道の粘膜にはそういったものがない。だから胃からペプシンや胃酸を含んだ胃液が逆流すると、食道の粘膜が炎症を起こしてしまうのだ。

その逆流性食道炎の患者さんによく処方されているのがＰＰＩ（プロトンポンプ阻害薬）

という薬だ。今、ＰＰＩはものすごい勢いで処方されている。確かに、ＰＰＩの服用によって、症状が劇的に楽になる人も多い。しかしその一方で、強い薬でもあるため、胃酸の分泌をゼロに近いくらい減らしてしまう。

同じような胃酸分泌抑制剤にＨ２ブロッカーがあるが、こちらもＰＰＩほど強力ではないものの、胃酸の分泌を抑えてしまううえ、今では市販薬にも使われているため、手軽に入手できるようになってしまった。

医者に行って「逆流性食道炎ですね、ではお薬を出しておきましょう」と処方されたＰＰＩを飲んでいる人や、ちょっと胃の調子が悪いからとＨ２ブロッカーの市販薬を使っている人は、胃酸の分泌が下がり、たんぱく質が吸収しにくくなっている。結果的に「たんぱく質不足」になっているということなのだ。

胃酸を抑えると腸内環境も悪化する

胃酸を抑えることのデメリットはまだある。腸内環境までも悪化させてしまうのだ。

どういうことか説明しよう。

胃酸が分泌されると、pH（ペーハー）１～２という、酸性度が非常に強い状態になる。

これは塩酸と同じくらいの強さで、どのような状態かというと、例えば指を入れたら、指先の指紋が溶けてツルツルになってしまうほどの強力な酸性だ。

なぜ胃酸がそんなに強いのかというと、食べ物に含まれている細菌やウイルスを殺し、解毒しなければならないからである。

では、この強力な胃酸が分泌されなくなったらどうなるだろうか。

食べ物に含まれている毒素や、細菌、ウイルスがそのまま腸まで届きやすくなってしまうのだ。

「SIBO《シーボ》」という小腸の病気がある。小腸内細菌異常増殖症のことで、今、非常に増えてきている。

もともと大腸には多くの腸内細菌が存在しているが、小腸の腸内細菌は大腸とは種類も異なり、数がとても少ない。栄養の消化・吸収はおもに小腸でおこなわれており、この小腸特有の腸内細菌の種類と量を維持することがとても重要である。この小腸の腸内細菌の種類が変化し、数が異常に増えてしまった病気がSIBOだ。

SIBOになると胃から栄養分が豊富なドロドロの食材が流れ込むため、SIBOによって増殖してしまった細菌が発酵を促進し、メタンなどのガスを産生する。そのためS

ＩＢＯでは、少ししか食べていなくてもお腹が張ったり、ガスがよく出たりするなど、お腹の不調を起こすうえに、本来の消化がおこなえず栄養吸収障害となる。

過敏性腸症候群の多くの人が、同時にＳＩＢＯも発症しているといわれている。過敏性腸症候群と診断されていて、治療をしているのにもかかわらず改善しない場合は、ＳＩＢＯの可能性もある。

小腸にこのように細菌が過剰に繁殖してしまう原因の1つに、胃酸の低下がある。

先述したように、胃酸には強力な殺菌作用があるが、胃酸の低下によって、この殺菌作用が不十分になってしまうため、小腸内に細菌が増えてしまうのだ。

これが腹部膨満感、げっぷ、胸やけ、逆流性食道炎につながる。だから人によっては、胃酸を抑える薬で食後の胸焼けが改善しても、ガスが増えたり、下痢や便秘などの便通の異常が起こってしまうこともある。

胃粘膜を保護する重要な胃粘液にはムチンが大量に含まれている。ムチンは胃粘液の粘性を上げて粘膜の保護をするだけでなく、効率的にたんぱく質を吸収しやすくしてくれる役目もある。このムチンを食べ物から摂取することで、ある程度カバーすることは可能だ。

ムチン成分はおもに、納豆、オクラ、モロヘイヤ、山芋、なめこなどのいわゆる「ネバネバ食品」に含まれている。積極的に食べるようにしよう。

ピロリ菌の除菌で「うつ」も改善！

「うつ」と診断されていたにもかかわらず、ピロリ菌を除菌したらすっかり改善してしまったBさん（68歳）という女性のケースを紹介しよう。

Bさんがうつ病と診断を受けたのは53歳のとき。その後は投薬治療を続けていた。うつ状態がひどいときもあれば、平静のときもあり、その症状は起伏が激しく、薬の種類や量も増えていったが、一向に改善しない。そしてここ数年は、双極性障害といわれるようになり、約1カ月前から頻脈、排便の回数も頻回になっていた。

加えてBさんを不安にさせていたのは、体重の減少であった。胃腸の調子が悪いため、食べているつもりなのにやせてきてしまうということで、私のクリニックを受診したのである。初診時は、身長151㎝に対して体重は36kg、明らかにやせすぎであった。

一般に50歳以上の人で胃の不調を訴えたときは、ピロリ菌を念頭に置かねばならない。さっそく検査をしたところ、ピロリ菌抗体は陽性。胃粘膜から分泌されるペプシノゲンの検査では胃酸の分泌が下がり、炎症が起きていること、胃の粘膜が萎縮していることもわかった。胃の粘膜が萎縮しているということは、ピロリ菌に感染してから、ずいぶん時間が経っていることを示している。

通常は、検査のあと、オーソモレキュラー療法の指導をしているのだが、あまりにも検査の結果が悪かったので、まずはピロリ菌を除菌しましょうということになった。一般的にピロリ菌の除菌は抗生物質を服用する。ただ、Bさんの場合、抗生物質を服用すると腸内細菌を乱してしまい、胃腸の調子が余計に悪くなると判断し、抗生物質の服用はやめた。Bさんも抗生物質は嫌だということだったので、時間はかかるものの、抗菌作用のあるハーブやサプリメントを使ってゆっくりと除菌することにした。

1カ月めの検査ではまだピロリ菌があったが、2カ月めにはピロリ菌は確認されなかった。無事、除菌できたのである。

するとどうだろう、Bさんはうつ症状も劇的に改善してしまったのである。Bさんによると、ピロリが消えたと同時期に気分がすっきりし、抑うつ感が消失、抗うつ薬も断薬でき、うつ病の治療は終了してしまったそうだ。

さてここから本格的にオーソモレキュラー療法を、と思っていたところ、なんとすっかり元気になってしまったBさんは、「先生、うつがよくなりました」といって、クリニックに来なくなってしまった。逆にいえば、そのくらいピロリ菌の除菌で、うつ症状がよくなってしまったのである。

もちろん、ピロリ菌を除菌すればみんながみんなうつ症状が改善するわけではないが、こういった例は私が経験しただけでも数例あるのは事実だ。何より、胃の調子がよくなると精神症状が劇的に改善する例は、非常によくあることである。

ピロリ菌感染者は胃酸が減少し、食材に含まれる細菌やウイルスを殺すことができない。また、小腸上部のpHがアルカリ性に傾くため、細菌が小腸で繁殖し、先述したＳＩＢＯを発症している場合もある。

欧米人に比べ、日本人は胃酸の分泌が少ない民族だとわかっている。また、日本人のピロリ菌の感染率は高い。Ｂさんのように、ピロリ菌の感染が長期にわたると、萎縮性胃炎になり、胃酸の分泌が下がるという悪循環に陥ってしまうのだ。

ひと言でいってしまえば、最近の日本人は胃酸分泌が低下傾向にある。そうであるにもかかわらず、「胃酸」は悪者にされている。病院に行って、ちょっと胃の調子が悪いと訴えれば、すぐに胃酸の分泌を抑える薬が処方されてしまう。

これがひいては胃腸の状態をさらに悪化させ、「うつ」につながっているとは、ほとんどの医師が想像もしていないのである。

腸内細菌を乱すカンジダも問題

腸内細菌を乱すものの代表が、カンジダだ。

カンジダはカビのようなもので、私たちの体のどこにでもいる常在菌だ。腸内環境を乱すカンジダは、消化管にいる。通常は悪さをすることはないのだが、それが悪さをするかどうかの境目となるのが、食生活やストレス、そして抗生物質などだ。

抗生物質といえば、風邪をひいたときに処方されるものだと思うかもしれない。でも、抗生物質は細菌を殺す作用はあるが、ウイルスには効果がない。そして風邪の原因のほとんどはウイルスであり、細菌ではない。細菌には抗生物質が有効だが、ウイルスには効かない。つまり、風邪のときに抗生物質を飲んでも、効果はない。

それにもかかわらず、風邪といえば抗生物質が処方され、私たちは安易に服用してしまう。抗生物質は細菌を殺してしまうから、腸内細菌の悪玉菌だけでなく、善玉菌も殺してしまう。さらに抗生物質は、カンジダには効果がない。これが腸内環境を悪化させる引き金になり、カンジダが悪さをする引き金にもなっているのだ。

抗生物質を飲んだあとに、便秘や下痢になることがあるが、これこそまさに抗生物質によって腸内細菌のバランスが乱れたことによるものである。

そしてもう1つ、カンジダによる感染を起こす原因が「甘いもの（砂糖）」と「甘い果物（果糖）」である。カンジダは甘いものが大好物なのだ。

甘いものだけでなく、パスタやパン、うどんなど糖質が高いものを好んで食べている人は、腸のトラブルを抱えている人が多い。腸内にカンジダが増えると、腸粘膜にダメージを与え、機能を弱らせてしまう。しかもカンジダが増殖すればするほど、「もっと糖質がほしい、甘いものがほしい」と思うようになる。

糖質をたくさんとると、それをエサにしてカンジダが増殖し、ますます腸粘膜を傷めつけることになる。つまり、腸内でカビを増やしていることになるのである。

腸内にカビを増やさないためには、カンジダのエサとなる糖質を控え、むやみに抗生物質をとらないことが重要になってくる。

カンジダ予防には口腔ケアも重要

では、どのくらいの人にどれくらいカンジダがいるのだろうか。

図表4●舌からのカンジダ分離率

対象者	人数(人)	検出数(人)	検出率(%)
ステロイド投与中患者	27	23	85.2
内臓疾患患者	51	22	43.1
糖尿病患者	18	6	33.3
悪性腫瘍患者	21	10	47.6
膠原病患者	12	6	50.0
健常者	132	31	23.5

ステロイド(抗生物質)を使用した人に、舌のカンジダが多い。また、ステロイド使用により、口腔内や膣内カンジダが増加したという報告もある。

それを測るのに便利なのが「舌」である。口内の舌から、カンジダがどれくらいの率で出てくるかを調べた報告がある。

まず「健常者」から23・5％検出されていることにも驚く。およそ4人に1人だ。もちろん、先述したように、常在菌であるから、存在しているだけで悪ささえしなければ問題はない。

最も多かったのは、「ステロイド投与中の患者」で、検出率が85・2％と非常に高い。これは、ステロイド投与によって、免疫力が落ちているからだと考えられる。それ以外にも内臓疾患患者、糖尿病患者、膠原病《こうげんびょう》患者、悪性腫瘍（がん）患者でも非常に高い割合で検出されている。

口腔《こうくう》内の舌にカンジダがあるということは、それをいつも飲み込んでいるということになる。

ということは、消化管カンジダの原因をつくらない前提として、まず口のなかをきれいにする、口腔ケアを怠らないことが重要なのである。

実は消化管カンジダの原因の1つに、歯科医師たちが使う器具の消毒が不十分だったという報告は、昔からよくあるのだ。もちろん、最近の歯科医師たちは十分に注意しているのだが、昔の歯科医師では珍しくないことだったらしい。

また、歯周病があると、歯周ポケットに歯周病菌とともにカンジダが存在しているので、歯周病予防のトリートメントが非常に大事になる。通常のブラッシングでは難しいので、定期的に歯医者に行って、トリートメントをしてもらうことをおすすめしたい。

さらに、口内の環境を整えるのに大事なのは、甘いものをなるべく食べない、食べたらすぐにケアすることである。

「甘いものを食べると虫歯になるから、きちんと歯磨きしなさい」とは、私たちが子どもの頃からよく親にいわれていたことである。しかし、それだけではない。

口のなかに甘み刺激があると、菌を殺す抗菌たんぱくが分泌されなくなる。だから口のなかにずっと甘みがある状態が続くと、当然口腔内の状態が悪くなる。甘いものを食べると、虫歯になるのはもちろん、菌の繁殖にも影響を与えてしまうのだ。

ちなみに口腔内の抗菌たんぱくの分泌を促すのは苦味刺激。食後には緑茶を飲むのもおすすめだ。

「うつ」症状の背景にカンジダがあった！

次に紹介するのは、カンジダのせいで、摂取した栄養が吸収されずに、ひどい栄養不足状態になっていた症例である。

Cさんは35歳の女性。26歳頃から強い疲労感に襲われるようになった。ヘルペス感染による慢性疲労が疑われ、抗ヘルペス剤を服用したものの、変化がなかったという。

また、潰瘍性大腸炎とも診断され、ステロイドを2年間内服していた時期もある。

ちなみに、カンジダが増殖する3大原因を挙げるとすれば、第1位といえるのがこれまでも述べた抗生物質、そしてステロイドとピルである。

さて、Cさんがどのくらい疲れやすいかというと、毎日10～17時間の睡眠が必要で、家事もできない状態。さらに寒さにも弱く、抑うつ感もあったため、ほかの病院ではうつ病と診断され、抗うつ薬を処方されていた。

Cさんが私のクリニックに訪れたのは6年前。初診時の血液検査の結果は、驚くべきものだった。脳内神経伝達物質の合成に必要なビタミンB_6の不足を見る、ASTとALTが6と5IU／L。これは滅多に見ることがないほどの低さで、圧倒的なビタミンB不足を示している。これでは疲れるのも当然というわけだ。

全身の筋肉量を示す値であるCKは19IU／L。これも信じられない低さで、筋肉がほとんどなく、ペラペラの状態だ。もちろん、たんぱく質、鉄も不足していた。ヘモグロビンは10g／dlあり、一般的な健康診断では「軽い貧血」程度のレベルなのだが、実は違う。見るべきは貯蔵鉄であるフェリチンの値だ。Cさんのフェリチンの値は3ng／ml。最低でも60〜80ng／mlはほしいところが、たったの3である。つまり重症の鉄欠乏だったのだ。ところが鉄を処方しても、フェリチンの値がなかなか増えない。少し上がったと思えば、下がってしまう。

後述するが、これはカンジダ菌に鉄が奪われてしまっていたからだった。カンジダは、糖質と同じくらい、鉄が大好きなのである。

カンジダに対してアプローチをする前に、まず日常生活が可能になることを優先した食

図表5●カンジダによりうつ症状が出ていたケース

検査項目	単位	初診時	2年後	2年半後	3年後
総蛋白	g/dl	7.4	7.3	6.9	7.0
アルブミン	g/dl	3.9	4.2	4.5	4.7
AST(GOT)	IU/l	6	16	21	23
ALT(GPT)	IU/l	5	15	18	22
乳酸脱水酵素	IU/l	126	134	187	184
CK(CPK)	IU/l	19	33	43	87
尿素窒素	mg/dl	8.0	11.0	14.5	14.2
クレアチニン	mg/dl	0.44	0.52	0.46	0.57
尿酸	mg/dl	3.0	4.0	4.3	5.0
フェリチン	ng/ml	3.0	12.2	26.3	48.2
CRP(定量)	mg/dl	0.55	0.26	0.09	0.04
白血球数	/μl	8700	3800	5600	5100
赤血球数	万/μl	421	397	388	382
ヘモグロビン	g/dl	10.0	10.8	11.9	13.8
MCV	fl	81	88	94	96

事指導とサプリメントの服用をしたところ、Cさんはかなり元気になり、睡眠時間も8時間で済むようになった。

体も動き、家事もできるようになったものの、なんとなく頭がすっきりしない、抑うつ感があるという訴えが続いた。なにしろお腹の調子がよくならない。具体的には便が細い、下痢が多い、お腹がすぐに張ってしまう。

そこでカンジダに対してアプローチすることにした。カンジダに対する治療をはじめからおこなうか、全身状態の改善を待ってからおこなうかは、患者さんの重症度や栄養状態などを評価して決めている。Cさんの場合には、治療を開始して2年後にようやくカンジダ対策をすることが可能であると判断した。このケースでカンジダがはびこってしまった原因は、かつて潰瘍性大腸炎と診断されたときに2年間服用し続けたステロイドだと考えられる。

カンジダに対しては、抗菌作用のあるハーブ主体のサプリメント、カンジダのまわりの殻を溶かす消化酵素、グルタミンという栄養素を使って3カ月間治療をした。

すると、精神症状は劇的に改善。お腹の調子もよくなり、頭もすっきりしてうつ症状もすっかりなくなってしまった。最終的には、妊娠を希望されるほどに元気になった。

カンジダは摂取した栄養をどんどん奪ってしまう。それによって、疲労感だけでなく、うつ症状まで引き起こす。たかがカビ、と侮っていると、大変なことになってしまうのである。

「いつも食べている小麦、乳製品」が腸内環境を乱す

腸内環境を乱すのは、カンジダだけではない。小麦や乳製品を食べても、腸粘膜を荒らしてしまう。その原因になっているのがグルテンやカゼインだ。

グルテンとは、小麦に含まれるたんぱく質（特定のペプチド）で、食品をモチモチ、ふ

わふわさせる作用があり、グリアジン、グリアニンに水を加えて練ることによって形成される。小麦粉にも種類があるが、グルテンの含有量が多い順に、強力粉、中力粉、薄力粉になっている。

粘りがより強く出る強力粉は、焼いたときによく膨らむのでパンやピザなどに、きめ細かくさっくり仕上がる薄力粉は、クッキーやケーキ生地、天ぷらの衣などに利用される。カゼインは、乳に含まれるたんぱく質で、乳製品に含まれている。このカゼインもグルテン同様、さまざまな悪さをしている。

このグルテンやカゼインが、腸粘膜を荒らす。その理由は、アミノ酸の配列が関係している。

例えばグルテンをつくるのは、グルテニン、グリアジン、セカリン、ホルデインなどのペプチドだ。これらのペプチドは抵抗性が強く、分解されにくい構造をしているため、消化されないまま小腸に到達し、その場に残ってしまう。

健康な腸なら、このペプチドが有害になることはない。しかし、腸の粘膜が弱かったり腸内環境が悪かったりすると、これらのペプチドが腸粘膜に入り込み、炎症を起こしてしまうのだ。

小腸の粘膜上皮は、絨毯《じゅうたん》の毛のような構造をしている。そのため、表面積がとても大きい。ところが、腸が炎症を起こすと、細かい毛が扁平《へんぺい》になってしまう。絨毯の毛がぺちゃんこに押しつぶされたようになってしまうのだ。そうなれば表面積は減ってしまう。表面積が減ればそれだけ栄養を吸収できなくなるわけで、必要な栄養が不足してしまうことになる。

また、グルテンやカゼインのペプチドが分解されないまま体内に入り込んでくると、その代謝産物が脳に悪さをする。

グルテンやカゼインは、中枢神経において、麻薬様の作用を持つ。「パンやパスタが大好きでやめられない」「チーズやヨーグルトを毎日食べずにはいられない」という人は、グルテンやカゼインの麻薬のような中毒性にやられているということだ。

実は、カゼインとグルテン由来のグリアジンのアミノ酸配列は、モルヒネにそっくりなのである。

私たち人間の体は、アミノ酸の配列で物質を認識しているから、小麦と乳製品のアミノ酸配列とモルヒネのアミノ酸配列が似ていれば、「同じものが来た」と認識してしまう。

しかもその成分は、脳の関所である血液脳関門を通り抜け、レセプター（受容体）にくっついてしまう。つまり、モルヒネと似た構造のものが血液脳関門を通過し、神経細胞のシナプスのオピオイドレセプター（モルヒネ様物質の受容体）でキャッチされると、中毒症状を引き起こすということだ。

すると、シナプスから出てくる正常な神経伝達物質を阻害するため、心の安定に欠かせないセロトニンやGABAが出づらくなったり、あるいは神経を興奮させるノルアドレナリンを過剰に分泌させたりしてしまう。その結果、ボーッとする、眠くなる、情緒不安定になる、うつになる、興奮しやすくなる、酔っ払ったような感じになる、といった症状を引き起こす。

食べれば食べるほど、もっとほしくなる。そして腸の粘膜を荒らしていく――やはり、腸の健康を考えれば、グルテンやカゼインは避けるべきだろう。

欧米では、なんとなくやる気が起きない、頭がはっきりしない、集中できないなど、精神症状といえないような脳に霧がかかったような状態のことを「ブレインフォグ（Brain Fog）」と呼ぶことがある。グルテンやカゼインだけでなく腸カンジダも、ブレインフォグの原因になることが知られている。

腸内環境が整っている人はストレスに強い

では、腸とメンタルはどんなふうに関係しているのだろうか。

こんなマウスの実験がある。

腸内細菌のいない無菌のマウスと、正常な腸内細菌を持つマウスに、同時に同じようなストレスを与えて、コルチコステロン（ストレスホルモン）の量を比べてみたものである（『免疫力をアップする科学』藤田紘一郎、SBクリエイティブ刊）。

すると、同じストレスを与えているのに、腸内細菌のいない無菌マウスのほうが、ストレス反応が2倍（ストレスホルモンの分泌量が2倍）だったのである。

どういうことかというと、腸内細菌には、ストレスを軽減する働きがあるということだ。言い換えれば、腸内環境が整っているほうが、ストレスに強いのだ。

また、ストレスが強くかかって交感神経が優位になると、腸内細菌にも変化が起こることがわかっている。

ストレスがかかり、緊張したり戦闘モードに入ったりすると、アドレナリンの作動性の神経が腸管の粘膜に作用して、ノルアドレナリンが腸のなかに分泌される。するとノルアドレナリンは、本来いいものでも悪いものでもない腸内細菌の日和見菌を、悪玉菌に変えてしまう。そうなると通常、善玉菌2：悪玉菌1：日和見菌7となっている割合が乱され、悪玉菌が増えて腸内環境が悪化する。

よく極度に緊張するなどストレスがかかると、便秘をしたり下痢をしたりすることがあるが、その理由はこういうことだったのだ。文字通り、「脳腸相関」というわけだ。

ところで、神経伝達物質の合成にも欠かせないビタミンB群は、腸内細菌によっても合成される。だから、腸内環境が悪化すればビタミンB群が合成されなくなり、ビタミンB群不足になる。ビタミンB群が不足すれば、疲れやすくなったり、うつ症状を感じたりするようになる。

腸内環境をいい状態に保つことが、いかに大切か、おわかりいただけただろうか。

腸の不調が引き起こす脳への悪影響

ここまで腸粘膜を荒らすもの、腸内環境を乱すものとして、カンジダ、グルテン、カゼイン、そしてストレスについて説明してきた。

これらによって腸内細菌叢《そう》が変化をし、腸が炎症を起こし、腸の粘膜の目が粗くなることで起こるのが「リーキーガット症候群」だ。

腸の粘膜が炎症を起こし、粗くなるというのはどういうことだろうか。

ここで〝ザル〟を思い浮かべてほしい。健康な腸粘膜は網の目が細かいザルと同じで、小さな分子しか通さない。一方、機能が低下した腸粘膜は、目が粗くなってしまって、大きな分子も通してしまう。

腸は本来、腸粘膜細胞がタイトに結びつき、異物や毒物を体内に入れないような構造になっている。ところが腸が炎症を起こすと、腸の粘膜が傷つき、細胞と細胞をつなぐ接着剤の役割をしているタイトジャンクションがゆるみ、腸管壁に穴が開く。その穴から、本来は通してはならない未消化のたんぱく質やウイルスなどの有害物質を通してしまうのだ。

この状態を「リーキーガット症候群（腸もれ症候群）」という。

「リーキーガット症候群」は、あくまでもその「現象」を指しているのであり、病気ではない。しかし、腸の透過性を増してしまうその現象が、いろいろな体調不良を引き起こしているのだ。

例えば、食べ物がアミノ酸に分解されずに大きな分子のまま吸収されてしまうため、食物アレルギーの原因になる。

また腸が担う解毒作用にも弊害が起こり、結果として化学物質などの有害物質が体内に侵入しやすくなり、これらの過敏症が発症しやすくなる。

さらに、血糖値が上がったときにそれを下げるために分泌されるインスリンの感受性が下がることもわかっている。インスリン感受性が低下すると、同じ血糖の上昇に対して、インスリンがたくさん分泌されることになるので、脂肪が合成されやすくなる。つまり、太りやすくなってしまうのだ。

リーキーガットの状態になると、GLP－1という消化管上皮から分泌される局所ホルモンの分泌が減り、血糖が上がりやすくなる。同時にペプチドYYという食欲抑制ホルモンの分泌も減るため、食欲が抑えられなくなってしまう。食べても食べても満足感が得られにくくなるのだ。

リーキーガットの状態では、ただでさえ腸の目が粗くなることによって糖の吸収が速くなり、血糖が上昇しやすいのに、いろいろなホルモンの影響もあり、血糖はさらに上昇しやすい状態になる。これが次章で説明する、うつにもつながる「低血糖症」を引き起こす引き金となっている。

腸の粘膜を強くするビタミンDの働き

では、荒れてしまった腸粘膜を、もとの正常な状態に戻すにはどうすればいいのだろうか。そのためには、腸粘膜細胞同士を接着剤のようにしっかり結びつけるタイトジャンクションの形成が大切だ。

このタイトジャンクションの結合を強くしてくれる作用があるのが、ビタミンDだ。タイトジャンクションの構造をつくっているものに、オクルディンとクローディンというたんぱく質がある。これらがガチッと組み合わさることで、腸の粘膜と粘膜が密にくっつき、有害なものが腸を通して体内に入らないようにガードしてくれるのだ。

この構造をつくるのに、ビタミンDが必要なのである。

逆にいえば、ビタミンDが不足していると、腸のタイトジャンクションがゆるくなって、リーキーガットを起こしやすくなる。

さらにいうと、リーキーガットと同じような症状が、脳にも起きている。第1章で触れた脳の関所のような役割をしている「血液脳関門」の構造にも、タイトジャンクションは存在している。

脳のタイトジャンクションがゆるめば、「リーキーブレイン」状態となり、脳に対して有害なものが入ってきてしまうのだ。考えただけでも恐ろしいことではないだろうか。

脳のタイトジャンクションの構造も、基本的に腸のタイトジャンクションと変わらない。オクルディンとクローディンも存在する。だから、ビタミンDを摂取することで、よりタイトジャンクションを強固にすることができるのだ。

脳のタイトジャンクションを強固にすれば、精神症状にもいい影響が起こる。「うつ」などの精神症状にも、ビタミンDの摂取は効果的なのである。

【第2章のまとめ】

「腸の不調」を防ぐ食べ方のコツ

・胃酸を抑えすぎてしまうと腸内環境が悪化する。胃酸を抑える薬を飲んでいる人は、医師と相談のうえ、服用期間を短くする、胃の消化を助ける薬に切り替えるなど検討を。

・腸内環境を悪化させるカンジダのエサとなる「糖質」を控えめにする。

・腸内環境を良好に保つためにも、パン、パスタなどの小麦製品、牛乳やチーズ、ヨーグルトなどの乳製品はなるべくとらない。

第3章

「血糖値の乱れ」が招く心の病

自律神経と糖質の関係

甘いものがやめられない「砂糖依存」

2018年8月に「ザ！世界仰天ニュース」（日本テレビ系列）に出演した。テーマは「薬物中毒のような甘い物の恐怖」。思いのほか多くの人に見ていただいたようで、放送後も、「内容にショックを受けた」「私も砂糖依存かも」など、さまざまな感想をいただいた。

簡単に内容を紹介しよう。

番組内の再現VTRに出てきたのは、40代の女性、Dさんだ。ストイックなダイエットが成功したあと、ごほうびにと口にした1個のドーナツから、地獄がはじまった。

久しぶりに甘いものを口にしたあとの言い知れない幸福感、雷に打たれたような衝撃……それ以来、頭のなかは甘いものでいっぱいになり、通勤電車のなかでも、トイレでも、仕事中でも隠れるようにして甘いものを食べ続けることになる。

食べた直後に感じる幸せな感覚が忘れられず、2時間以上甘いものを食べないではいられないのだ。甘いものを食べないでいると、気持ちが沈み、甘いものを欲する。ひどいときには、最寄り駅までの30分間で10個のドーナツを食べたこともあるという。

これで体調に変化が起きないわけがない。Dさんの体に異変があらわれたのは、3カ月後。朝起きられない、体が重く頭が回らない、手が震えて力が入らない――。

そこではじめて、私のクリニックを訪れたのである。

血液検査の結果、Dさんは重度の低血糖症（後述）による砂糖依存（甘いもの中毒）だった。

砂糖を大量にとらずにいられない症状である。

砂糖には高い依存性がある。動物実験では、甘みはコカインなどの麻薬よりも依存性が強いことがわかっている。

健康体なら甘いものも一定量で満足するが、極端なダイエットや妊娠・出産、成長期などで体のバランスが崩れているときに砂糖をとると、中毒症状を起こして依存になることがあるのだ。

また、脳内でも依存が起きている。実はキャンディーやチョコレートよりも、小麦を使った甘いもののほうが、より糖質の量が多い。第2章でも説明したように、小麦に含まれているグルテンは、脳内で麻薬様物質に変化するため、クッキーやパン、ドーナツなどの小麦を使った糖質はさらなる依存をつくりやすいのだ。

甘いものを食べると、言い知れない幸福感が得られたり、イライラが治まったりするということはよく聞く。これも脳内で依存が起きている証拠だ。

甘みをとると幸せホルモンと呼ばれる脳内神経伝達物質、セロトニンが分泌される。すると砂糖をとれないイライラや不安が解消されるため、この快感を得たくて再び砂糖を欲する。

甘いものを食べるとなぜ幸せを感じるのか。関係しているのは脳内物質のセロトニンだ。セロトニンはトリプトファンというアミノ酸をもとにつくられる。トリプトファンは、バリン、ロイシン、イソロイシンというアミノ酸と同じグループなのだが、グループ内で比率の高いアミノ酸は、優先的に血液脳関門を通過できる仕組みになっている。

甘いものをとって血糖値が上がると、血糖値を下げるためにインスリンが分泌される。すると、インスリンによるたんぱく質合成作用によって、同じグループ内のバリン、ロイシン、イソロイシンが使われるため、相対的にトリプトファンの比率がアップする。その結果、トリプトファンが優先的に血液脳関門を通過し、セロトニンが合成されるのだ。

本来セロトニンは脳内の神経末端に蓄えられており、必要なときに貯蔵されたセロトニンが分泌され満足感などを感じさせる。甘いものを食べて急激にセロトニン合成を促進させることは、その後のセロトニンの急激な低下をもたらすことになり、次なる甘いものへの渇望をつくり出すことになる。

図表6●甘いものを食べて
「幸せホルモン」セロトニンが合成されるしくみ

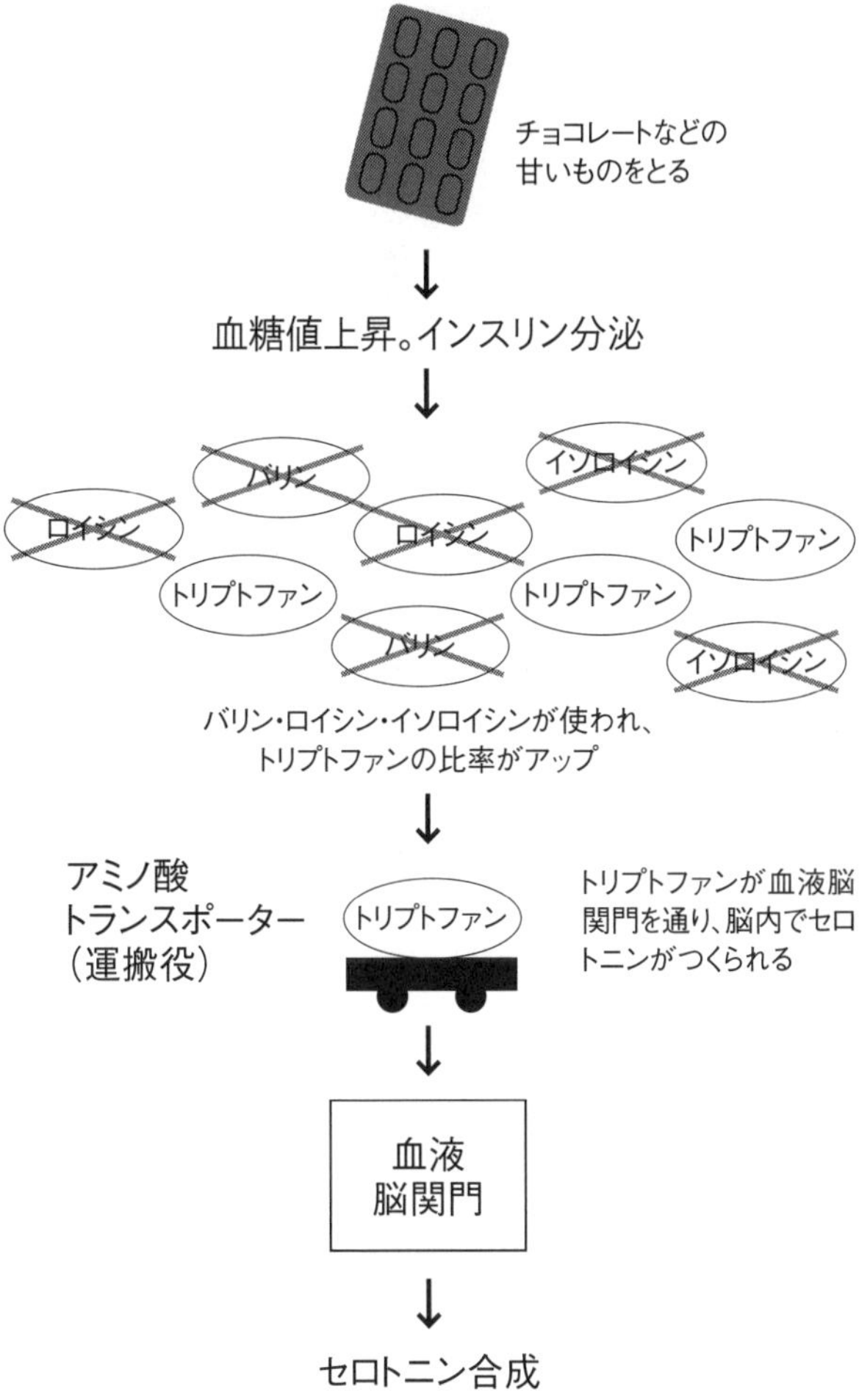

トリプトファンは肉類や魚介類に多く含まれるアミノ酸であり、日頃からこれらの食材を摂取し、十分な量を神経細胞に蓄えさせることが、甘いもの依存から抜け出すための基本になる。

甘いものによる一時的な満足感に頼ることによって、糖質依存になるだけでなく、本来必要な栄養素の不足にもつながる。その結果、血糖値の乱高下が激しくなり自律神経に影響が出るなど、デメリットのほうが大きいのだ。

ダイエット、糖尿病治療で注目された「糖質制限」

「糖質制限」が雑誌やテレビなどのメディアで広く知られるようになり、今や糖質制限に疑問を持たれることはほとんどなくなった。

10年ほど前は、患者さんから、「知人と食事をしていて、『お米を食べないようにしている』などといおうものなら、珍しがられたり、理由を問われたりするから面倒なんです」という相談をよく受けたものである。

「医者に止められているから、といったらどうですか」とアドバイスしたら、知人に「なんて変な医者なんだ！」といわれたそうである。それくらい、糖質を制限することなど考えられないことだったのだろう。

ところが糖質制限がダイエットや糖尿病の治療で注目されるようになり、今はスーパーで低糖質、糖質ゼロ、ローカーボを謳《うた》った商品が出回るようになり、飲食店でも糖質制限メニューが見られるようになった。最近では回転寿司やラーメン店にまで広がり、ちゃんぽんの店では「麺なし」のオーダーまでできるというのだから、驚くばかりだ。完全に1つの食事方法としての市民権を得た感がある。

確かに糖質は、たんぱく質、脂質と並んで人間にとって必要なエネルギー源であることは間違いない。血糖値が正常に保たれていれば、ブドウ糖は悪者ではない。だが、正常な変動と異なるとき、さまざまな問題を引き起こす。

それでも、糖質をとらないと何か問題が起きるのでは、という人がいまだに後を絶たない。

実は人間の脳と体の活動は、脂質からのエネルギーでまかなうことができる。現代の一般的な糖質6割というエネルギー供給は、あまりに多すぎると私は考えている。

糖尿病や脂質異常症などの治療を目的に、1食あたり5g以下の糖質にとどめるという超低糖質食を数年にわたり継続している方々の血液検査などについて、東海大学名誉教授の大櫛陽一先生が発表されている。これほど厳しい糖質制限を、長い人では約8年間継続していても、なんら健康に問題はなく、この食事をはじめる前の糖尿病や脂質異常症が、皆さん改善している。

計算上では、この量の糖質によって供給されるブドウ糖はすべて赤血球で消費されることになり、脳と体の活動はすべて脂質によってまかなわれていることになる。つまり、脳はブドウ糖と脂質由来のケトン体をハイブリッドで利用しているが、糖質の供給がなければ、脂質のみで十分に機能することを意味している。

海や山で遭難して2、3日間絶食状態で見つかった人が、病院に搬送されても異常なく、すぐに退院する様子をニュースで見たことがないだろうか。この期間は、当然のことながら糖質も脂質も摂取していない。この期間の代謝を理解することは、糖質の摂取について1つの解釈となる。

絶食の時間が2時間を越えると、血糖値が下がりすぎないように「糖新生」という仕組みが働き、アミノ酸や乳酸を材料として肝臓でブドウ糖が合成され、血糖値が維持される。糖新生に使われるアミノ酸の多くは筋肉に蓄えられていたものであるため、絶食時間中にブドウ糖の消費が多いと糖新生も亢進《こうしん》し、その材料を得るために筋肉が分解されてしまう。つまり、絶食時には脂質をエネルギー源として利用するように、シフトチェンジをするのである。脳は脂質由来のケトン体をエネルギー源として利用し、その他の臓器はケトン体のほかに脂肪酸などもエネルギー源として利用するようになる。

このようなメカニズムが働くことによって、数日間にわたり絶食状態で遭難していた人でも、低血糖で意識を失うこともなく、異常なしで退院できるのである。

一方で、数時間糖質をとらないだけで血糖値が急激に下がり、集中力がなくなったり、眠くなったり、時にはうつ症状などを自覚する、いわゆる低血糖症の人も多くいる。血糖値の乱れが、うつ症状をはじめとする多彩な不定愁訴の原因になってしまうのは、脳や体のエネルギー源を、糖質から脂質へスムーズにシフトチェンジできないためなのだ。

健康診断では見つからない「血糖値スパイク」

「血糖値」といえば、今までは糖尿病患者やその予備軍だけが気にする数値だと思われていた。それに一石を投じたのが、2016年にNHKで取り上げられた「血糖値スパイク(=食後高血糖)」である。

血糖値スパイクが、糖尿病だけでなく、心筋梗塞やがん、認知症、老化を促進する酸化ストレスなどのさまざまな病気や不調と関係していることがわかったのである。そしてもちろん血糖値スパイクは、うつ、不眠、イライラ、過食、動悸《どうき》、発汗、めまい、頭痛や心の不調にも関係している。

血糖値スパイクとは、「空腹時の血糖値は正常だが、〝食後の短時間だけ〟血糖値が急上昇する」という現象のことをいう。その変化のグラフを見ると、まるで尖《とが》った針のように急上昇を繰り返す。糖尿病のように血糖値が高いままではなく、その後急降下し、やがて正常値に戻る。だから、通常の健康診断では見つかりにくいのが特徴だ。

ＮＨＫの番組での調査では、健康診断で正常といわれていた働き盛り世代の65人のうち20人で血糖値スパイクが起きていることが判明している。また別の調査でも、やせ型の20代の女性の５人に１人が、血糖値スパイクが起きているというデータもある。

糖尿病になると、さまざまな病気を合併することはよく知られている。その代表的なものが、糖尿病性網膜《もうまく》症、糖尿病性腎症、糖尿病性神経障害だ。

糖尿病患者のなかでは、血糖をうまくコントロールして正常値になり、経過が良好であっても、こういった合併症を起こしてしまうことが、以前からよく知られていた。また糖尿病と診断されない状態でも、これらの合併症が生じることも知られていた。それらの理由が、この血糖値スパイクにあるのではないかということが、２００７年頃から指摘されるようになった。

またそれだけでなく、血糖値スパイクがあると、血管病変のリスクが増大し、がんや認知症などを発症することがわかったのである。そこから、食後高血糖の管理の重要性が世界的に注目されるようになった。食後高血糖は、糖尿病患者のあいだだけの話ではなく、血管を悪くする、独立した危険因子だとされたのだ。

血糖値とインスリンはセットで働いているため、血糖値スパイクが起きれば、インスリンも大量に分泌されることが多く、インスリンスパイクも起きていることになる。

インスリンスパイクが起これば、人間の体は何らかの不調を起こす。その1つが、自律神経の乱れによる心のトラブルだ。自律神経が乱れると、イライラやうつ症状などを引き起こす。私のクリニックでも、血糖値スパイクによってうつ症状を起こしていた患者さんはとても多い。

血糖値スパイクが怖いのは、食後1～2時間後には正常値に戻ってしまうため、通常の検査では見逃されてしまうことだろう。

うつやパニック障害、慢性疲労、不安、イライラ、不眠を訴える人を検査すると、そこには血糖値スパイクや、それに伴うインスリンスパイクが隠れていることが多いのである。

「うつ」の根底にある「低血糖症」

「うつの陰に低血糖症あり」

これが私が長年訴えてきていることである。低血糖症とは、糖質から脂質へエネルギー源をシフトチェンジできない状態によって起こる、多くの症状の総称である。海外では「血糖調節障害（dysglycemia）」と呼ばれ、多くの精神症状の原因になることが認識されている。

では、低血糖症とはどのようなものなのだろうか。

通常は、糖分を体に入れると血糖値がゆるやかに上がり、上がった濃度を下げるためにインスリンが分泌され、血糖値は再び安定する。ところが低血糖症の場合、食後に急激に血糖値が上がるため、それを下げようとインスリンが大量に分泌され、今度は血糖値が下がりすぎてしまう。すると、血糖値を上げるように働くホルモンが放出されるのだが、大量に出てしまうと、今度は自律神経に乱れが生じ、心身に不調が生じてしまうのである。

どういったホルモンが優位に出てくるかで、あらわれる症状は違うが、イライラする、疲労感が出る、不安感が増す、手のしびれや動悸、頭痛、筋肉がこわばる、眠くなる、集中力がなくなるなど、まさにうつやパニック障害と診断されるような症状が起こってくるのである。

先述した「砂糖依存」のDさんはまさに、砂糖の過剰摂取によって血糖値が上がりすぎ、それを下げようとインスリンが大量分泌され、下がった血糖値を上げるため、体の外から糖分を欲するようになってしまったケースである。

「血糖値スパイク」も同様で、血糖値が急激に上がったあとに急激に下がることで、「低血糖症」を引き起こしている。

私のクリニックでは、「うつ」や「パニック障害」などの心の不調を訴える人には、5時間糖負荷検査をおこなっている。通常、糖尿病であるかどうかを診断するためにおこなわれるのが2時間糖負荷検査なのだが、「5時間」おこなうのには理由がある。

その1つは血糖値スパイクを見逃さないためだ。1200人以上の患者さんにおこなった5時間糖負荷検査を解析したところ、140mg／dl以上の血糖値スパイクがあったグループとなかったグループでは、通常の検査でおこなわれる空腹時血糖とヘモグロビンA1cの項目では差がなかった。つまり通常の内科での検査や人間ドックでは、血糖値スパイクはわからないのだ。

もう1つの理由は、血糖値スパイクの有無にかかわらず、自律神経のバランスの乱れを伴う多くの身体症状や精神症状は、ブドウ糖を摂取して3時間以降に起こることが多いためだ。

最近では、簡単な装置によって24時間持続して血糖値を測定することができるようになり、さまざまな食事のあとの血糖の上昇とその後の低下などを知ることができるようになった。これは患者さんだけでなく、我々医師にとっても、夜間に低血糖になっている人が意外に多いことや、思わぬ食材によって血糖値スパイクがつくられることなどがわかり、大変有効である。

それでは5時間糖負荷検査は不要かというと、そうではない。インスリン分泌量と体温の変動などによって、自律神経の関与について評価することができる。

私のクリニックにおける5時間糖負荷検査のやり方はこうだ。

まず、ブドウ糖を飲む前の空腹時の血糖とインスリンを測定する。次に75ｇのブドウ糖を飲み、15分後、30分後、60分後、90分後、１２０分後、１５０分後、１８０分後、２４０分後、３００分後の合計10ポイントで測定する。

通常の糖負荷検査では15分後の採血はおこなわないが、糖を摂取後に急激に血糖値が上昇することが多いことに気づき、糖負荷の15分後という早いタイミングで血糖値とインスリン分泌量を測定することにした。その結果、糖を摂取した直後から血糖値スパイクがつくられることがわかり、病態の評価や治療にとても役立つようになった。

余談になるが、10回針を刺して採血するのではなく、細くて柔らかいプラスチックのチューブを血管に留置し血液を抜くので、痛みを感じるのは最初の1回だけである。

低血糖症には、典型的な3つのパターンがある。それぞれの特徴は以下の通りである。

①反応性低血糖症

反応性低血糖症では、空腹時に糖質をとったときに、急激に血糖値が上がり、ピークを迎えると急激に下がっていくのが特徴だ（図表8）。そのあと3〜4時間経つと、空腹時の値より80％以下まで血糖値が下がってしまう。

血糖値が下がりすぎてしまうと、脳に行くエネルギーであるブドウ糖の供給が急激に減ってしまう。このときに、脳のエネルギー源をケトン体にシフトチェンジできないと、集中力の低下や、強い眠気、うつ症状、動悸、頭痛、パニック症状などが出てくる。

またこのタイプはインスリンが遅れて放出され、量も多いことがある。インスリンの放

図表7●正常な血糖曲線

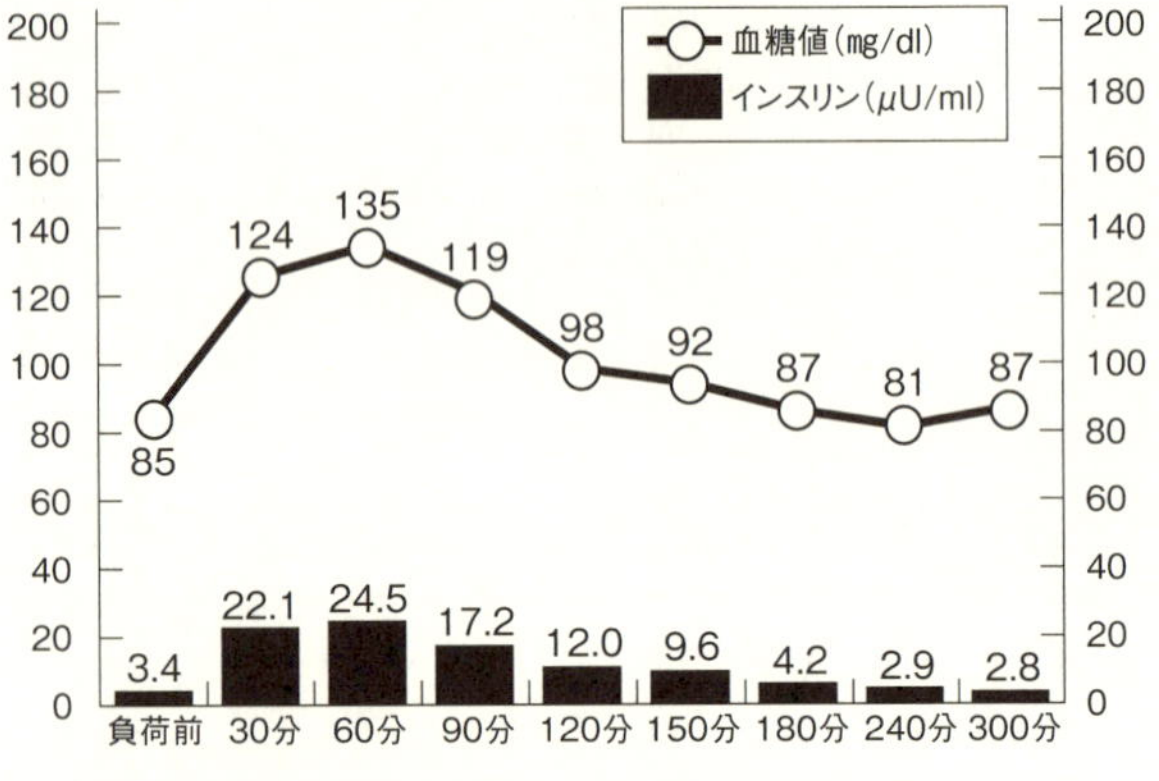

ブドウ糖を摂取後、5時間の変化を見たもの。血糖値は負荷前の空腹時血糖よりも大きく下がることはない。

図表8●①反応性低血糖症の血糖曲線

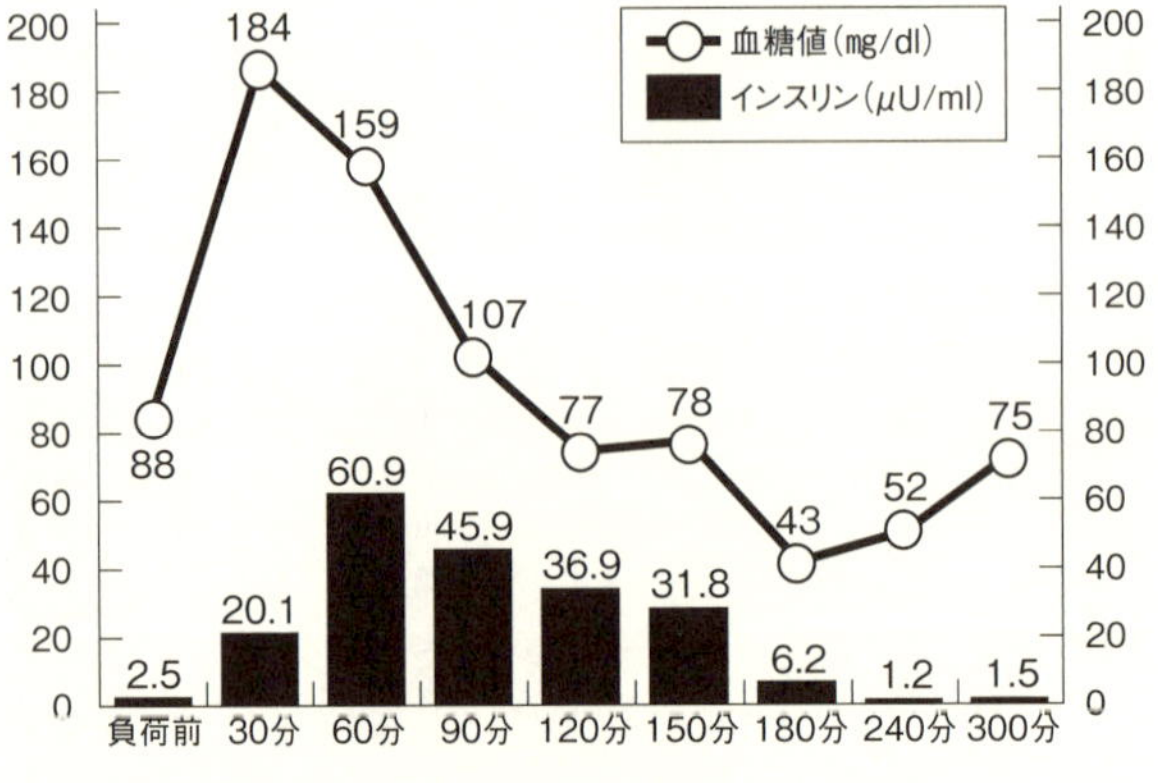

急激に血糖値が低下し、180分後には負荷前(空腹時)の50%まで低下している。

図表9●②無反応性低血糖症の血糖曲線

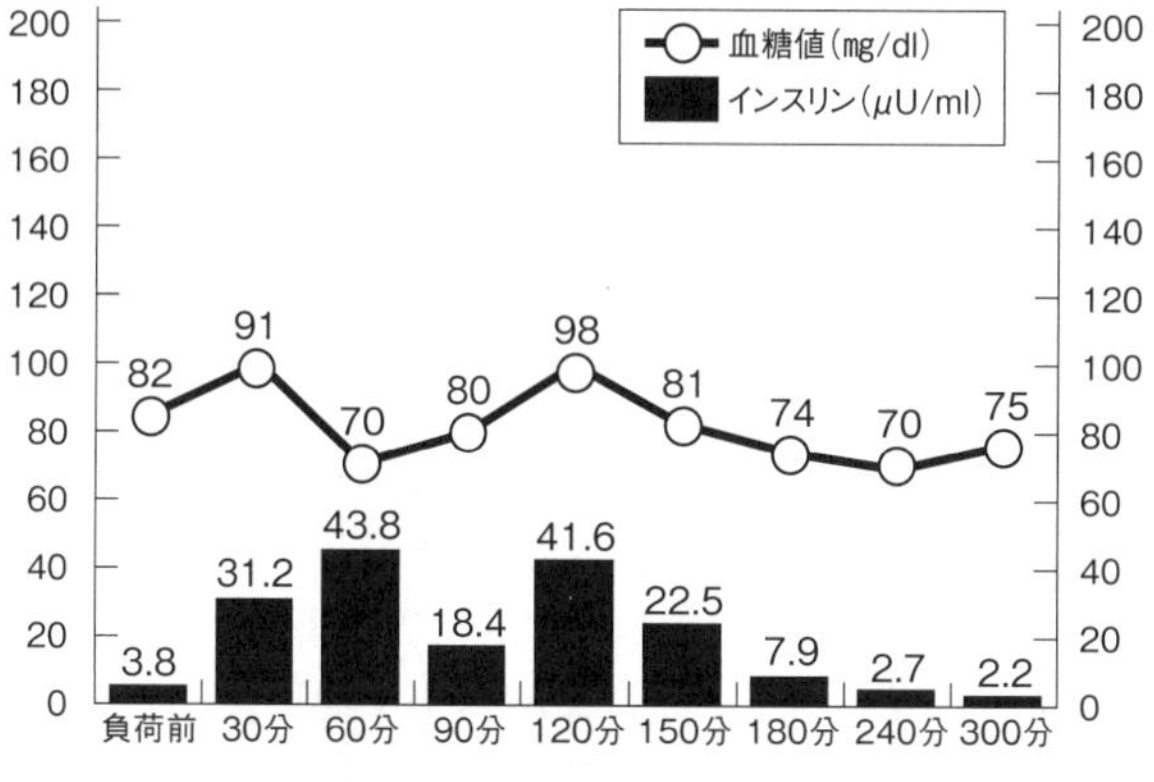

安定した血糖値の上昇がないため、脳や体の活動に支障が出る。

図表10●③乱高下型低血糖症の血糖曲線

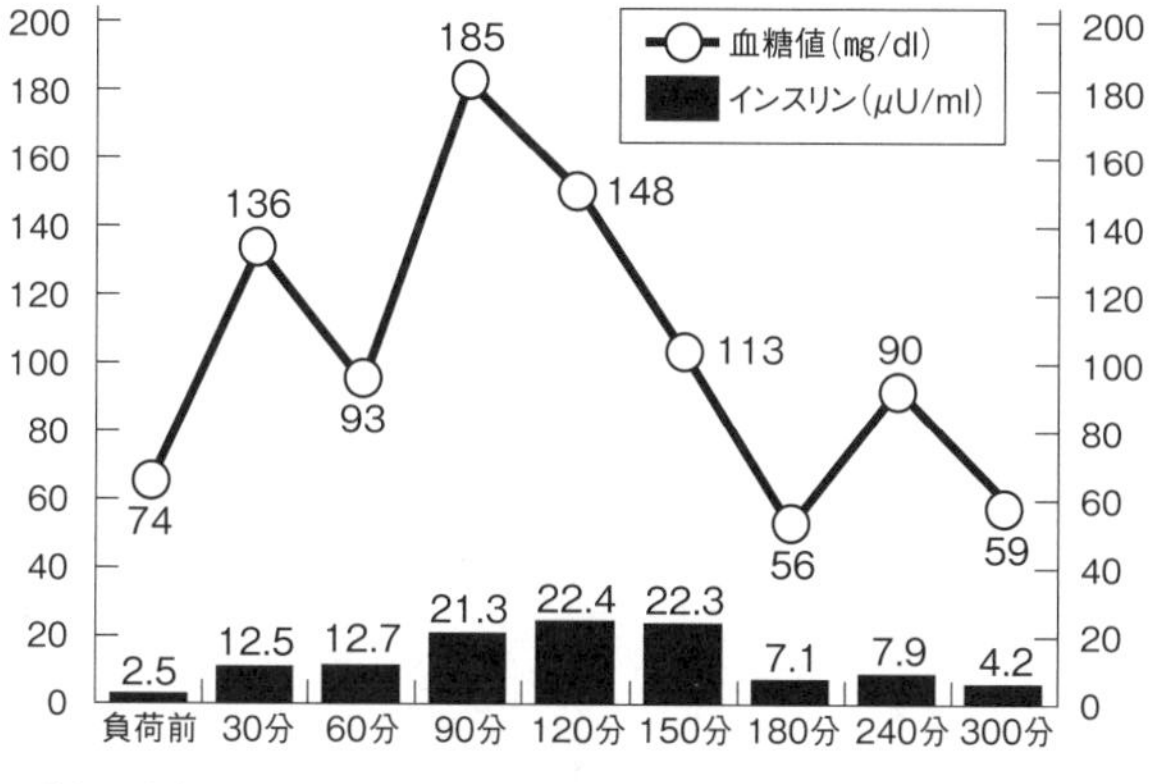

血糖値の乱高下には、多くの自律神経の調整が関与するため、精神状態に影響する。

出が多いと、少量の糖質摂取でも太りやすいという特徴がある。

②無反応性低血糖症

無反応性低血糖症では、通常、食事をすれば上がる血糖値がほとんど上がらないのが特徴だ（図表９）。糖質を摂取しても血糖値の上昇が乏しいため、全身の組織や臓器へブドウ糖を十分に供給することができない。そのため、このタイプの患者さんは恒常的に強い疲労感を感じており、うつ症状を伴うことがとても多い。私のクリニックでは、このタイプの低血糖症は25歳以下であることが多い。朝起きることができないなど、起立性低血圧と診断されている不登校の場合も、このタイプが多い。

血糖値の変動がほとんどない場合でも、インスリンは激しく乱高下しながら分泌されていることもある。そのようなときには、コルチゾールやノルアドレナリンなどの抗インスリンホルモンの変動も激しいことが予想され、イライラや焦燥感などを伴うこともあり、患者さんにとっては、とてもつらい自覚症状になる。

③乱高下型低血糖症

血糖値が上がったり下がったりを繰り返すのが、乱高下型低血糖症だ（図表10）。気分の変化もまさに乱高下。さっきまで機嫌がよかったのに、急に不機嫌になったり、落ち込んでいたかと思えば、一転して笑顔になるなど、感情が一定しないといった特徴がある。

血糖値の乱高下を繰り返す人は、常にそれに備えて自律神経のうちの交感神経が緊張状態を保ち続けている必要があるために、交感神経を司《つかさど》るホルモンが多く分泌され、脳内にはノルアドレナリンが高い値で示されることが多い。

感情の起伏が激しいため、メンタルに問題があると思われることが多いのだが、実は乱高下型低血糖症だと診断されると、安心する人も多い。

なお、いずれの低血糖症のタイプも、一般的に認められた正式名称ではなく、実際にはこれらの症状をあわせ持つ人も少なくないことをお断りしておく。

糖質は本当に必要なのか

先述したように、糖質は、たんぱく質、脂質と並んで3大栄養素の1つである。では、オーソモレキュラー療法的に見て、食事で糖質をとる理由は何なのかと聞かれたら、糖質は栄養素というよりも、基本的にはただただ「エネルギー源」なのである。

それも、必要なエネルギー源というよりも、足りない部分を補うエネルギー源と考えていただくといいと思う。

糖質を摂取するときに注意すべきは、「血糖値を上げすぎないようにすること」、別の言い方をすると「インスリンを分泌させないようにすること」である。血糖値スパイクや食後高血糖、それに伴うインスリンの不適切な分泌が体に引き起こす不調については、すでに述べた通りだ。

通常の食生活を送っている限り、糖質が不足するということはあり得ない。むしろ、一般的に考えられている食生活では、糖質をとりすぎているのだ。それに先ほど述べたように、食事から糖質をとらなくても、私たちの体にはエネルギーをまかなえる仕組みが備わっているのだ。

糖質が補助的なエネルギー源であるのに対して、脂質は主となるエネルギー源であり、空腹時や絶食時には蓄えられた脂肪から脂質が供給され、私たちは活動することができる。たんぱく質も3大栄養素の1つでありエネルギー源になる栄養素であるが、実はそれ以外に大切な役割がある。

たんぱく質はいうまでもなく、頭の先から足の先まで、私たちの体のすべての構成要素である。食事からとったたんぱく質がエネルギーとして使われてしまったら、筋肉もつくられないし、皮膚も爪も髪の毛もつくられない。もちろん神経伝達物質や酵素の材料もたんぱく質である。つまりたんぱく質は3大栄養素であるが、できるだけエネルギー源として消費されたくないのだ。

たんぱく質をつくっているアミノ酸のなかには、体内で合成することができないため、食事からとらなければならない「必須アミノ酸」がある。

また脂質は、細胞膜の材料であり、脂質がないとつくることができないホルモンもある。そしてたんぱく質同様、体内では合成されず、食事からとらなければならない「必須脂肪酸」がある。

これに対して、「必須糖質」というものはない。つまり、食事からとらなければならない種類の糖質はないのである。

糖質は、体の構成に必要なたんぱく質や脂質がなるべくエネルギー源に使われないように、たんぱく質や脂質のムダづかいを防ぐために必要であれば摂取すればよい。

糖質が体に取り込まれるメカニズム

ここで改めて、食べ物として体内に入ってきた糖質がどのように分解され、体内で吸収・利用されているかについて、説明しておきたい。

糖質の基本的なところを押さえておくと、その種類は単糖類、二糖類、多糖類に分けられる。単糖類にはおもにブドウ糖（グルコース）と果糖（フルクトース）、二糖類には砂糖などのショ糖（スクロース）、麦芽糖・乳糖（ラクトース）、多糖類にはお米やパンなどのデンプンがある。

これらの糖質は、消化管のなかでそれぞれα《アルファ》－アミラーゼやスクラーゼ、ラクターゼなどの酵素によって分解され、基本的にはすべてが単糖類になって小腸の粘膜に入ってくる。

例えばデンプンなら全部ブドウ糖（グルコース）に分解され、ショ糖もブドウ糖（グルコース）と果糖（フルクトース）に分解され、乳糖もブドウ糖（グルコース）とガラクトースに分解されて、ＧＬＴ１、ＧＬＴ２などの糖を運ぶトランスポーター（輸送体）によって小腸の粘膜に入り込んでくる。

そして細胞から肝臓につながる門脈に入っていくのだが、このときはGLUT2というグルコーストランスポーター（輸送体）で運ばれる。GLUT2は、インスリンに関係なく、血糖濃度が高いところから低いところに流す輸送体だ。

だから甘いものをとって小腸粘膜に入ったあとは、濃度が高いあいだはずっと門脈に糖が入ってくることになる。濃度差が高いときは急激に入ってくるし、濃度差が少ないときはゆっくり入ってくることになる。

食事由来の門脈中のブドウ糖（グルコース）は、すべて肝臓に流れる。肝臓にもGLUT2という輸送体があり、食材に含まれたもののうち50％が肝臓に取り込まれる。

肝臓が元気な場合はいいのだが、例えばお酒の飲みすぎで肝臓がアルコールの代謝でへとへとになっていたり、脂肪肝だったりすると、取り込まれる糖の量が30％、20％と落ちていってしまう。すると糖の取り込みが悪くなった分、食後の血糖の上昇が速く大きくなってしまうのだ。だから、肝臓が元気であることが大切なのである。

肝臓を通過し血中へ入った糖は、インスリンの働きで、肝臓や筋肉にグリコーゲンとして、脂肪細胞では中性脂肪として貯蔵される。そして血糖が下がったときには筋肉のグリコーゲンは分解され筋肉の活動のためのグルコースを供給し、肝臓のグリコーゲンは分解されブドウ糖として血液へ放出され低血糖になるのを防いでいる。アルコールによる肝炎であったり、脂肪肝がある人は、この貯蔵ができなくなるため、血糖値が急に上がったり下がったりしやすくなるというわけだ。

その究極の形が肝硬変である。肝硬変の人たちには血糖の急上昇と、その後の低血糖が非常に多く見られる。

また糖尿病の患者さんは、常に血糖が高いと思われている人も多いかもしれないが、実は違う。確かに血糖を下げるインスリンの効きが悪くなっているため、血糖は上昇しやすいが、同時に脂肪肝などもありグリコーゲンの貯蔵がうまくいかないため、低血糖にもなりやすいのだ。

さて、肝臓を通り抜けた糖は、次に心臓から全身に運ばれる。このときに大事になるのが筋肉だ。筋肉の細胞へはGLUT4というグルコーストランスポーター（輸送体）によって入るのだが、このGLUT4はインスリン依存性なのである。つまり、インスリンの働きによって細胞の表面に出てきて、グルコースを取り込むのだ。

筋肉では骨格筋が70％のグルコースを取り込むため、血糖の上昇を防ぐには、いい筋肉と筋肉量が必要になる。適切な運動によって、グルコースの取り込みはさらに増える。だから、糖質をとったあとに運動をすることは、血糖の安定に非常に有効なのだ。食事のあとすぐに動いてほしいため、私がよく「箸を置いたら靴を履け」といっているのは、こういうわけなのである。

よく、食後はちょっと休んでから体を動かすほうがいいと思われているが、血糖のピークの多くは食後30分間で起こるため、箸を置いたらすぐに靴を履き、大きく腕を振って、足を少し高めに上げて歩くことが非常に重要なのだ。

先に説明した通り、筋肉細胞からも取り込まれなかったグルコース、すなわち余った糖はGLUT4を介して脂肪細胞に取り込まれ、中性脂肪（トリグリセリド）として貯蔵される。過剰な糖が脂肪となって増えていけば、肥満につながることになる。

血糖値の変動にはホルモンがかかわっている

人間の体は常にバランスを保とうとしている。血糖も例外ではなく、常に血糖値を安定した状態で保とうとしている。

食事をして上がった血糖値は、インスリンというホルモンを分泌して下げる。下がりすぎないようにするために、アドレナリンやコルチゾール、成長ホルモン、グルカゴンといったインスリン拮抗《きっこう》ホルモンを分泌して上げようとする。

血糖を下げる働きをするホルモンはインスリン1つだけであるのに対して、血糖を上げる働きをするインスリン拮抗ホルモンは先述したようにたくさんある。それらのホルモンをフル稼働して、血糖が下がりすぎるのを防いでいる。

血糖が下がるということは、本来人体にとって生命の危機である。これらのインスリン拮抗ホルモンは、血糖を下げないように、私たちの体を防御してくれているのだ。

ところが皮肉なことに、血糖が下がりすぎてしまうと、私たちの体を守るはずのホルモンによって、不調が起きてしまう。

インスリン拮抗ホルモンの分泌量が多ければ多いほど、その振り幅が大きくなる。このとき自律神経のうちの交感神経が刺激されている状態であり、やや体温があがり、動悸や頭痛など多くの身体症状とともに、不安やイライラ、さらには焦燥感などの精神症状を引き起こす。

さらにいえば、コルチゾールは副腎皮質《ふくじんひしつ》ホルモン、アドレナリンは副腎髄質《ふくじんずいしつ》ホルモンなので、これらのホルモンが何度も大量分泌されることによって、やがて副腎が疲れてしまい、「副腎疲労」を招く。副腎疲労の症状は、文字通り疲労感のほか、うつ症状などもあるため、うつとよく勘違いされやすい。

インスリンを節約することの重要性

先に説明したように、インスリンは血糖値を下げる唯一のホルモンである。糖尿病とはまさに、このインスリンの分泌量が減ったり、効きが悪くなったりすることで、血糖値が下げられなくなる病気だ。

だから糖尿病の予防には、食後に急激に血糖値が上昇することを抑え、インスリンの分泌を節約することが重要なのである。そのためには、糖質をコントロールした食事が必要になる。

そのポイントは、糖質を控える食事をする以外に3つある。

①インスリン節約に役立つロイシンを多く含む肉を最初に食べること
②インスリンの分泌量を調節する亜鉛やビタミンDをとること
③食後にウォーキングなどの運動をすることで血糖を筋肉で消費すること

ロイシンというアミノ酸は、筋肉の合成に必須のアミノ酸であり、近年ではロコモティブシンドロームの予防や筋トレ時の効果を上げることなどで注目されている。

ところが近年になり、インスリン分泌の節約作用があることがわかった。糖尿病の場合も低血糖症の場合も、少ない量のインスリンで血糖値が安定するメリットは大きい。だからロイシンを多く含む食材をできるだけ食事の前半に食べると、血糖が上がりにくくなる。その食材の代表が、肉だ。

通常、インスリンが血糖の上昇を抑える作用はこうだ。インスリン受容体にインスリンが結合し、さまざまな反応が細胞内で起こり、GLUT4というグルコース輸送体が押し上げられ、血液中のグルコース（糖）を細胞内に取り込んで、血糖の上昇を抑える。

一方、ロイシンが細胞内にたくさんあると、インスリンがなくてもまるでインスリンがあるかのように、GLUT4を細胞の表面に押し上げて血糖を下げてくれる。だからインスリンの節約ができるのだ。私は最近、食事をする際に「肉ファースト」、すなわち肉から先に食べることをおすすめしているが、これが大きな理由なのである。

ポイント②の亜鉛とビタミンDにも、インスリンの分泌を調整する働きがある。ビタミンDは膵臓《すいぞう》のβ《ベータ》細胞でインスリン合成を調節する遺伝子に作用していることがわかった。そして亜鉛が欠乏すると、インスリン分泌の調整がうまくできなくなり、インスリンの出が悪くなったり、逆に出すぎたり、あるいは出るタイミングが遅れたりする。

また血糖の調整がうまくできないと、食欲のコントロールができなくなり、摂食障害に結びつくケースが非常に多い。摂食障害に悩む人の半数以上が亜鉛欠乏だったという報告もあるほどだ。

ポイント③の「運動」も①と同様、インスリンを使わなくても、血糖を下げてくれるのは、すでに述べた通りである。

「うつ」の陰に隠れていた低血糖症の症例

「うつ」と診断されていたり、うつ症状や精神疾患の診断を受けていたりしていた患者さんを調べてみると、実は低血糖症だったというケースは非常に多い。私のクリニックでの患者さんのケースをいくつか紹介しよう。

【67歳・女性　パーキンソン病】

パーキンソン病と診断され投薬治療中だったEさん。緊張感や息苦しさ、やる気が出ないなどの症状があり、足の震えや声のかすれなどもあった。特に早朝や夕方には、強い抑うつ感に悩まされていた。肥満指数をあらわすBMIは18・6と低くやせ型だ。

図表11●Eさんの血糖曲線

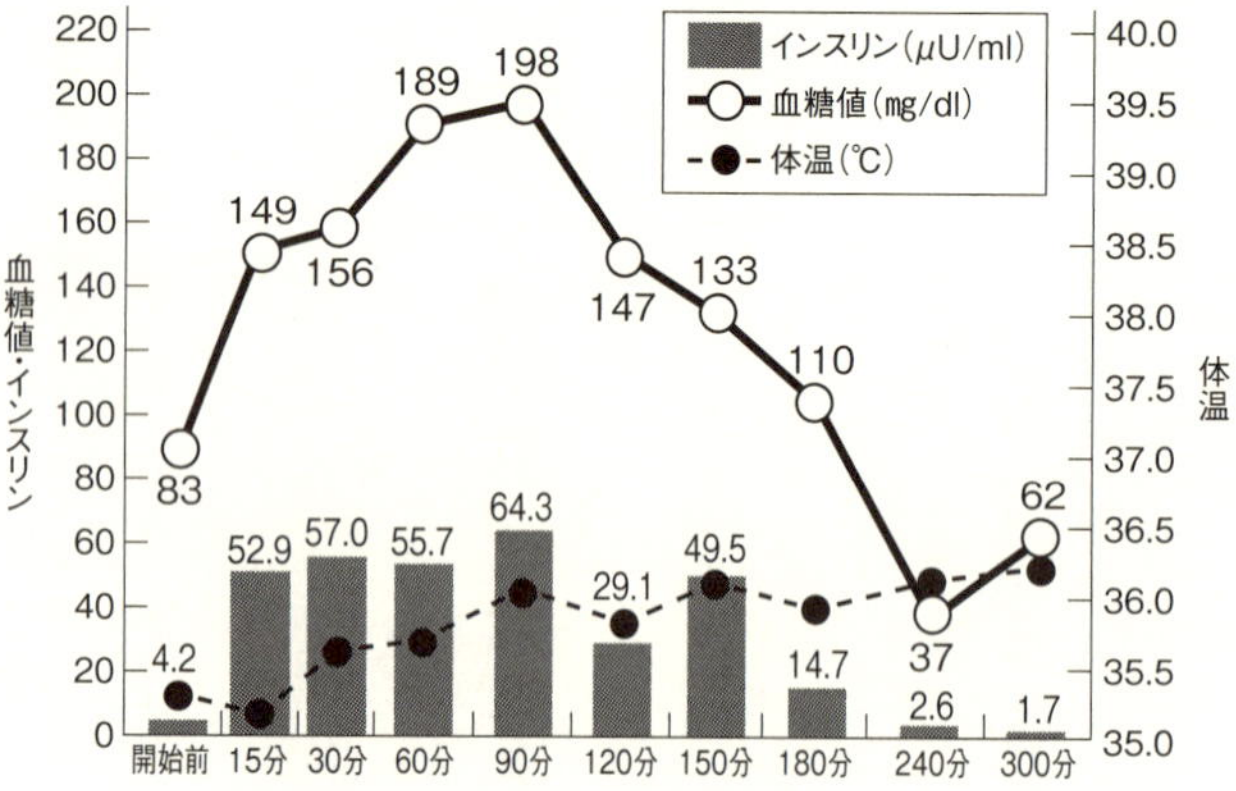

パーキンソン病と診断されていたケース。反応性低血糖症で、糖負荷後240分では37mg/dlまで血糖値が低下している。

血糖コントロールを知るうえでの指標でもあるヘモグロビンA1cは正常の範囲内だったが、血糖値スパイクを知るマーカーである「1・5－AG」の数値から、食後血糖値スパイクを疑った。

5時間糖負荷検査の結果は図表11の通りだ。血糖値は198mg／dlに上がり、そのあと一気に37mg／dlまで下がっている。このような人はインスリンがずっと分泌され続けていると考えられる。

また、パーキンソン病の場合、うつ症状がよく見られることは知られているが、Eさんの場合、早朝や夕方に感じる強い抑うつ感は、低血糖によるものと思われた。

図表12●F君の血糖曲線

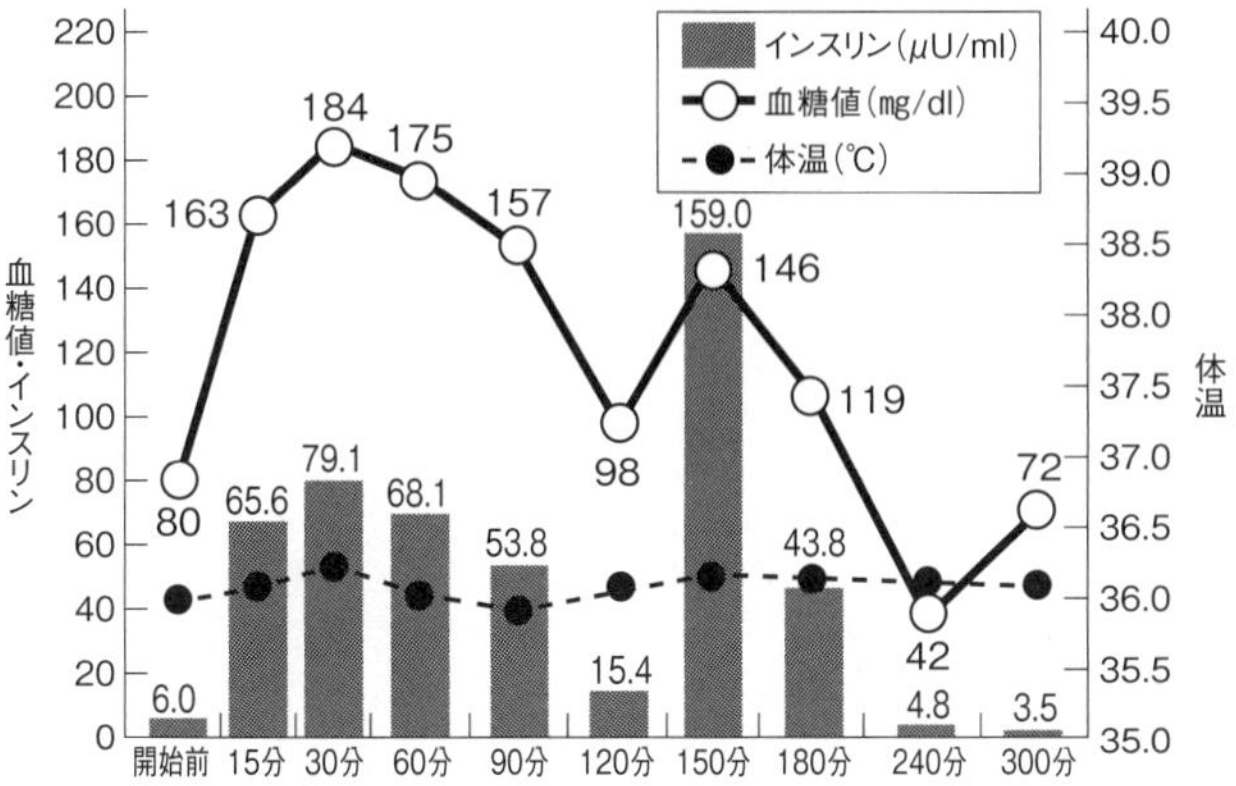

うつと診断され、投薬治療を続けていた。乱高下型低血糖症で、交感神経の緊張を繰り返していると考えられる。

【19歳・男性　うつ】

次は19歳のF君のケースだ。F君は15歳のときからうつと診断され投薬治療を受けていた。高校受験のときには、缶コーヒーを多飲してなんとか乗り切ったそうである。そしてがんばって高校に入学したあと、倦怠感が強くなり朝起きられなくなってしまった。当然といえば当然の結果である。

ちなみに缶コーヒーは「糖」と「カフェイン」という最悪の組み合わせだ。缶コーヒーを飲んで元気になっていると感じている場合、それは「糖」と「カフェイン」のせいだ。カフェインは交感神経の活動を高める作用がある。しかし、その効果は持続しないし、飲んだあとは、低血糖状態が待っている。缶コーヒー好きな人は、立派な糖質依存状態であるともいえるのだ。
さてF君の血糖値はというと、184㎎／dlと急上昇したあとに98㎎／dlまで下がっている。その後アドレナリンの働きで、再び146㎎／dlまで上がる。すると今度は血糖を下げようと、驚くほどのインスリンが分泌され、一気に42㎎／dlまで下がってしまった（240分後）のだ。糖をとっていないにもかかわらず、こんなにインスリンが出てしまっては、低血糖の症状はさぞかしつらかっただろうと思う。
ちなみに150分後に146㎎／dlまで上がった数値は、糖分をガブ飲みしたときと同等の上昇だ。糖をとって血糖が上がったときよりも、自分自身の糖新生によって上がった血糖の上昇に対して、インスリンが反応してしまっているのだから、自律神経は大きく乱れてしまう。結果、血糖が急降下すれば、元気は出ない、朝は起きられない、集中力は出ない、うつっぽくなってしまうというわけだ。

【29歳・女性　パニック障害】

3人めのケースは29歳の女性、Gさん。空腹時に手の震え、動悸、不安感やめまいが生じ、パニック障害と診断されていた。夜、手がしびれて目が覚めることもあるという。おそ

図表13●Gさんの血糖曲線

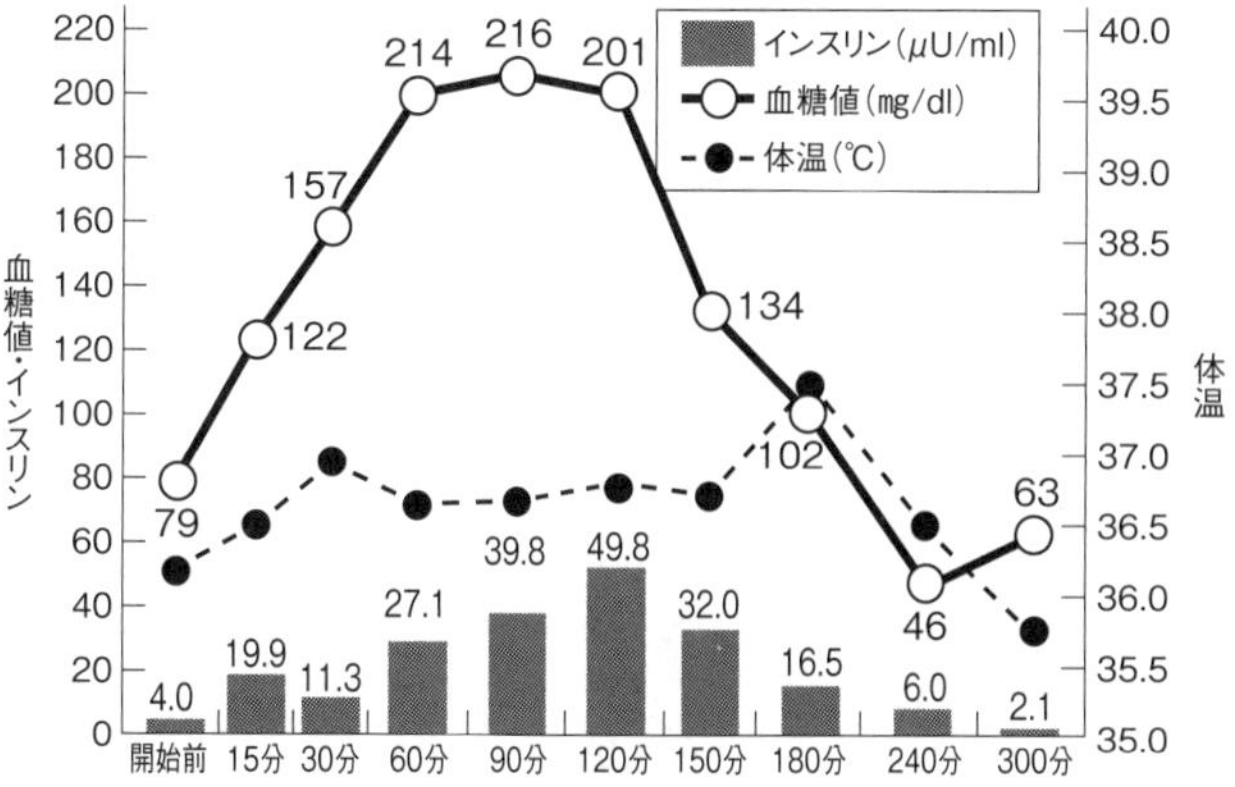

診断名はパニック障害だが、それ以外にも睡眠のトラブルがあり、夜間低血糖症が起きている可能性が高い。

らく、夜間低血糖が起こっていることが予想された。つまり、夜間の寝ているあいだにも血糖値スパイクが起きているのだ。夜間に血糖値スパイクが起こり、そのあと血糖値が急降下すると就寝中に体がこわばったり、手がしびれたりする。だからどんなに睡眠時間をとっても疲れがとれないのだ。中途覚醒をすることもあり、睡眠の質が悪くなる。そのため、翌朝起きられず遅刻や欠勤の理由になったり、仕事や勉強をしていても集中して作業ができなくなったりする。さらにスパイクの下がり具合が激しい人だと、強い空腹感を覚え、目が覚めて夜中でも食べてしまうこともある。

Gさんも体形はやせ型で、空腹時血糖も

正常の範囲内だった。しかし、先にも述べた「1・5－AG」の数値から、かなりの食後高血糖が疑われた。

　糖負荷検査の結果が図表13だ。空腹時血糖の79mg／dlから一気に216mg／dlまで上がり、4時間後には46mg／dlにまで下がっている。これではパニックを起こすのもさもありなん、である。

　実は、血糖値が下がっていく経過で、Gさんの体温は上がっている。体温が上がるということは、アドレナリンがたくさん分泌されていることを反映するのだが、血糖が下がっている過程で、アドレナリンを分泌し、糖新生で血糖を上げようとしていることが見てとれる。アドレナリンが分泌されることによって、手のしびれや動悸、不安感が起こっているのだ。

　ちなみに「うつ」と「パニック障害」の区別については、出ている症状が強いほうが診断名になっているだけであり、血糖の変動が伴う場合には、原因はほぼ同じであると私は考えている。患者さんが訴える症状から診断する精神科医には、このような視点が欠落している。

図表14●Hさんの血糖曲線

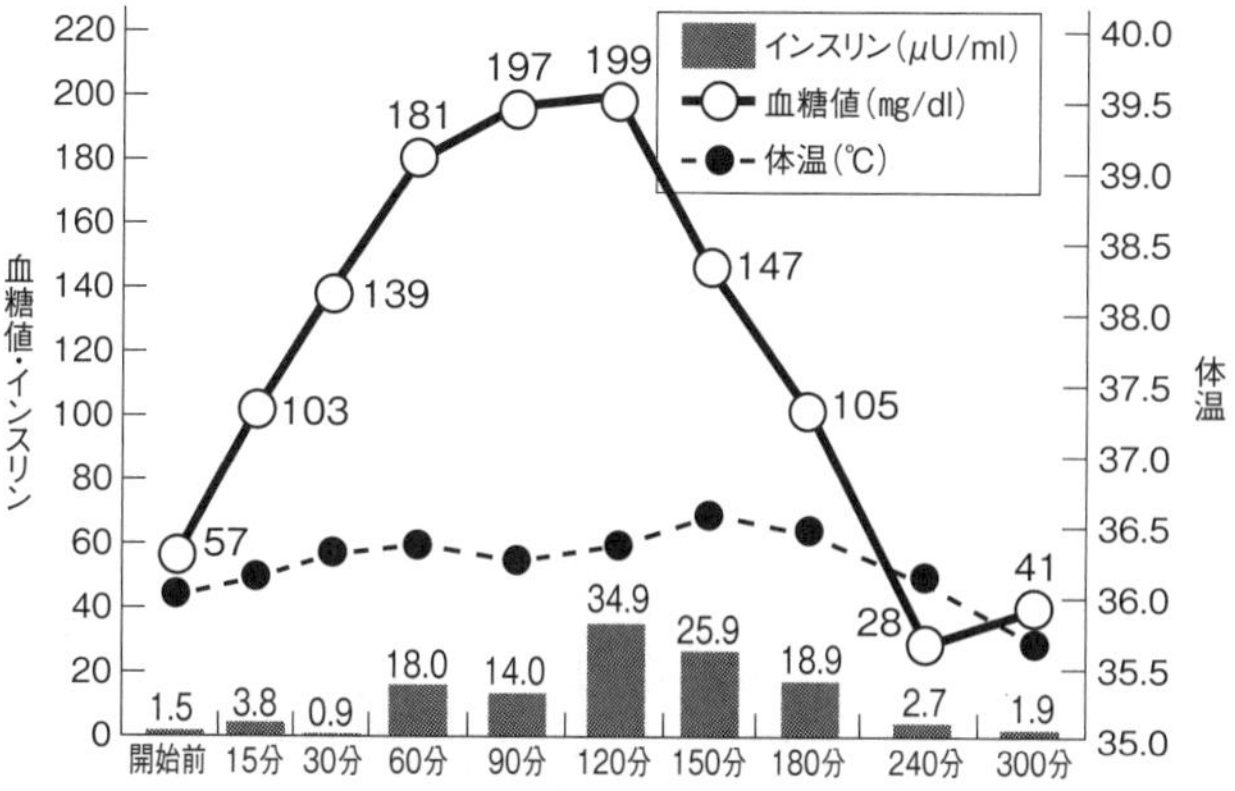

摂食障害と診断されていた女性。血糖値のピークの199mg/dlから、2時間後には28mg/dlへと下がっており、その差は171もある。

【28歳、女性　摂食障害】

最後はHさん、28歳の女性だ。摂食障害で、食べはじめると止まらなくなり、異常な過食をしてしまうという。食べたあとは無理やり嘔吐《おうと》し、無気力で体が重く、仕事もプライベートもがんばることができない。体重や食べ物のことに気をとられすぎて、まともな日常生活が送れない状態だった。そのほか、めまい、冷や汗、手の震えなどもあった。

不安になって低血糖症のことをネットで知り、私のクリニックを受診したのである。彼女もやせ型で、空腹時血糖は低かった。糖負荷検査の結果は、以下の通りである。

57mg／dlという低い空腹時血糖から

199mg／dlと、グラフからはみ出しそうな血糖の急上昇。そのあとはひたすら下がり続け、28mg／dlまで下がっている。気を失ってしまうほどの低血糖だ。

いずれのケースも、空腹時血糖やヘモグロビンA1cの数値だけでは、こんなにひどい血糖の乱高下が起こっていることは想像もできない。だから、症状を訴えた時点で、ほとんどの人が精神科に回され、うつと診断されてしまうだろう。

自覚症状がない「低血糖症」も問題

人間がエネルギー源としているのは、糖と脂質だが、現代人のほとんどは、そのエネルギー源を糖に依存している。糖質はいうまでもなく血糖値を上げやすいため、糖に依存していると、脳や体は血糖の上がり下がりに左右されてしまう。

本来人間は、脂質をもとに生成されるケトン体や脂肪酸をエネルギー源とするのが理想である。糖質を制限して、脂質をエネルギー源にするような体の仕組みが変わっていくと、血糖に左右されなくなる。これが、最近注目されている「ケトジェニック」な体である。

ケトン体をエネルギー源として利用できる体になれば、ケトン体が脳に供給されるようになるため、血糖は安定する。血糖の上がり下がりに左右されることもないわけだ。

そもそも、ケトン体とはどのようなものなのか。

繰り返しになるが、現代人の食生活において、おもなエネルギー源となっているのは糖質である。糖質が体内でブドウ糖に変換され、エネルギーとして使われる。そして糖質をたくさんとれば、余った糖は脂肪として蓄積されることは、先述した通りである。

エネルギー源として優先的に使われるのはブドウ糖だが、それに代わるエネルギー源が、脂肪酸と脂肪をもとにつくられる「ケトン体」なのだ。

糖質をたくさん摂取して、体内にブドウ糖が十分ある状態だと、ケトン体がエネルギーとして使われることがない。ケトン体の出る幕がないということだ。

ところが、糖質を制限した食生活をしていると、エネルギー源として糖質に依存しなくなるから、脂肪をエネルギーとして使うような体の仕組みに変わっていく。ブドウ糖でのエネルギーでは足りないから、ケトン体をエネルギー源とする体になるのだ。これが、ケトジェニックな体である。

ケトン体の濃度が高く、脳にもしっかり供給されていると、神経伝達物質のバランスが整うといわれている。

このようなケトジェニックな体、すなわちケトン体を利用できるタイプの人は、低血糖症と同じような血糖の乱高下があっても、症状が出ないケースもある。

実際に私が見たケースでは、30代の男性で、糖負荷検査の結果、明らかに反応性低血糖であったが、本人には体調不良など自覚症状はまったくなかった。いってみれば自覚症状のない低血糖症というところだろうか。

どういうことかというと、空腹時にはケトン体がたっぷり出ていて、血糖が上がってくると速やかにケトン体が下がり、血糖が下がってくると再び速やかにケトン体が使われるのだ。つまり、この男性は、脳にエネルギー不足を感じさせないようなケトン体と血糖のシフトチェンジが実にスムーズだったということである。

ただし自覚がないまま、糖質に偏った食生活を続けていると、やがて糖尿病を発症する可能性は否定できない。さらにいうと、体内の余分な糖分がたんぱく質と結びつくことで、そのたんぱく質の機能を低下させる「糖化」という老化現象が起こっているということも、忘れてはならない。

糖質はとってもとらなくても影響がないのが、人間の本来の姿である。ケトン体とブドウ糖が互いに補い合い、いつでもバックアップできる、ハイブリッドであるべきなのだ。

いきなり「糖質制限」はちょっと待て！

だからといって低血糖症の人が、糖質制限をしていきなり糖質ゼロにするのは、かえって症状が悪化することがあるため、注意が必要だ。まずは、いきなり抜くのではなく、お昼の食事から糖質を抜いてみよう。例えば、ご飯抜きでステーキを食べるのでもいいだろう。ステーキなどのたんぱく質をたっぷりとれば、腹持ちもいいはずだ。

そのあと、いつも感じていた夕方の眠気や急な空腹感がなくなったとしたら、すでに軽度の糖質への依存がつくられていたことを意味する。またはそれらの症状がいつもよりも強く感じるようであれば、それはかなり糖質依存が強い体質だったということになる。

糖質依存の人は、通常の糖質を含んだ昼食では、15～16時くらいに強い低血糖症状が出ることが多いようだ。このような人は、上手に糖質の種類や量を調節しながら、少しずつ減らしていく。例えば昼食はたんぱく質や脂質を含むものをメインにするが、最後に少量だけごはんやパンなどの主食を食べる、あるいは、15時のおやつの時間に高級なアイスクリームや高級チョコレートを食べるなど、糖質と脂質の含まれているものを少量口にするといいだろう。お昼の糖質抜きが大丈夫だったら、朝や夜も制限してみよう。

【第3章のまとめ】

「血糖値の乱れ」を防ぐ食べ方のコツ

・血糖値を上げないためには、肉などのたんぱく質から食べる「肉ファースト」を。そのあと、野菜（食物繊維）をとり、最後に糖質を少量食べるようにする

・インスリンを節約するために肉食のほか、亜鉛を含む食材をとるようにする。食べたらすぐ歩くなど、食後すぐの運動もおすすめ。

・糖質の摂取を減らす分、たんぱく質と脂質の量を増やす。いきなり糖質制限をせず、まずは昼食から糖質を抜いてみる。

・昼食で糖質を抜いたあと、疲労感や眠気が出る人は、15時頃に適度に糖質と脂質を含むおやつ（高級アイスクリームや高級チョコレートなど）をとるとよい。

・カフェインは交感神経を緊張させる。特に「糖質」と「カフェイン」両方を含む缶コーヒーやエナジードリンクなどは控えめにする。

第4章

「脳の炎症」と「うつ」の関係

最新研究で見えてきた、新たなうつの原因

「うつ」は糖尿病の第4の合併症

前章で、糖尿病の手前の病態ともいえる「血糖値スパイク」が「低血糖症」を起こしていると述べたが、糖尿病患者がうつやうつ症状を合併する率は約2倍だ。２０１１年の報告によると、糖尿病患者の31％に抑うつ傾向があり、そのうち11％が大うつ病なのである。また、うつ病性障害を有する患者のうち、糖尿病を発症するリスクは、なんと65％と高率となっている。

糖尿病の合併症は、「糖尿病性網膜症」「糖尿病性腎症」「糖尿病性神経障害」の３つがあり、３大合併症といわれているが、「うつ」は、糖尿病の第４の合併症ともいわれている。

国内での糖尿病患者は、２０１６年の時点で予備軍を含めると２０００万人にものぼる。ちなみに２００２年の患者数は、１９５５年の31・５倍だ。これが、そのままうつ病の患者の増加につながる可能性もある。

「鶏が先か、卵が先か」ではないが、「うつが先か、糖尿病が先か」という状況なのだ。糖尿病はうつになりやすいと同時に、うつは糖尿病になりやすいという両方向の関係があって、糖尿病が重症であればあるほど、うつの症状も重くなるのである。

糖尿病患者のうつ病対策は急務であるとか、糖尿病患者の早期のうつ病治療を促すようなことを訴えている人もいるが、まったく逆なのだ。そもそも適切な血糖コントロールをすれば、うつ病は予防できるのである。

「脳の炎症」が「うつ」を引き起こす⁉

では、なぜ糖尿病の患者には、うつなどの気分障害が多く見られるのだろうか。それにはいろいろな仮説が立てられている。

まず1つめは、血糖の変動が見られることによって、コルチゾールやアドレナリンなどが過剰に分泌されることによるというもの。

2つめは、自律神経の問題。交感神経が優位になり、緊張した状態が持続することによるもの。

そして3つめ、最近になっていわれているのが「炎症」の問題である。この炎症を解消することで、うつが解消できるのでは、と私も注目している。糖尿病やメタボリックシンドロームなどで、内臓脂肪が蓄積する。この内臓脂肪などの組織で炎症が進む。また、血糖が高い状態が続くと糖化が進み、終末糖化産物（AGEs）が増えて、酸化ストレス、血

すなわち炎症が進むのである。

また、第2章で説明したリーキーガットを促進するような腸の炎症も、より血糖の変動を大きくする1つの原因になる。

炎症がうつにつながるメカニズムは、まだはっきりとわかっていない。ただ1つはっきりしていることは、糖尿病患者では、明らかに炎症マーカーが増加することだ。そして同様に、うつ病患者でも炎症性サイトカインによる反応が見られるのだ。この炎症反応が上がると、どういったことが起こっているかというと、脳内のミクログリアという免疫細胞が活性化し、さまざまな脳のトラブルを起こしているのではないかという説もある。

「うつ」に「痛み止め」が効く理由

一般的に炎症と聞くと、体にとってよくない反応だととらえられることが多いが、炎症は同時に体にとって必要な反応でもある。

例えば蚊に刺されて肌が赤く腫れ、かゆみが出てくるのも、「ここで炎症が起こっていますよ」というシグナルであり、炎症を起こすことで、異常事態を知らせてくれているのだ。

また下痢や発熱も、体内で起こっている炎症を知らせるものであり、気管支の粘膜に炎症が起これば気管支ぜんそくを、目や鼻の粘膜で炎症が起これば花粉症を、私たちに教えてくれるというわけである。

アレルギーやうつ、心筋梗塞、生活習慣病からがんまで、あらゆる病気のベースには、この炎症がある。炎症がどこで起きるかによって、病気の種類が違うということだ。そして、炎症反応によって、私たちはケガや病気であることを知り、対応することができる。つまり、炎症は私たちの体を守るための、生体の防御反応であるともいえるのである。

当然、炎症が進めば症状は悪化するし、病気が進行してしまう。慢性的に炎症が続けば、がんや動脈硬化、老化を促進してしまう。

実は、精神疾患のある患者さんにプロスタグランジン系の薬を飲ませると、うつ症状が改善するということは、以前から臨床の現場でよく知られていたことである。どういうことかというと、うつ病の患者さんが痛み止めを飲むと症状が改善するのだ。これこそまさに、「うつ」と炎症がかかわっている根拠ではないだろうか。

また、うつ病や統合失調症の患者さんにおいて、NSAIDs（非ステロイド性抗炎症薬。抗炎症作用、鎮痛作用、解熱作用を有する薬の総称）が、既存の抗うつ薬を服用するよりも、薬物治療としての効果があるのではないかとする報告もあるのだ。

慢性的なストレスが「うつ」を招く

ストレスとうつが深くかかわっていることは、もちろんよく知られていることである。ストレスが「うつ」を引き起こす原因としてこれまでいわれてきたのは、自律神経のなかの交感神経とのかかわりである。ストレスを感じることで、交感神経が優位になり、緊張状態が続く、という考え方だ。

ところが最近になって、実は「ストレスそのもの」が炎症をつくる原因になっているということがいわれるようになってきた。

激しいストレスではなく、〝マイルド〟なストレスでも、それが慢性的に反復されると、インターロイキン－1という炎症性サイトカインが出てきて、ストレスがかかったときに分泌されるコルチコステロンという副腎皮質ホルモンの分泌を促進する。それが脳の海馬《かいば》の神経細胞に急性的に影響を与えてしまい、抑うつ状態をつくることが、マウスの実験で明らかになったのだ。

ということは、ストレスそのものが強いものではなくても、毎日職場などで繰り返し感じるストレス、家庭で毎日感じるストレス、学校でのストレスなどを慢性的に受け続けると、うつを招いてしまう恐れがあるのだ。

抗炎症の強い味方「オメガ3系脂肪酸」

さて、うつ病が炎症とかかわっているとすると、オーソモレキュラー療法としておすすめしたいのは、抗炎症作用のある栄養素である。

炎症は悪化しないうちに沈静化させるに越したことはない。そこで近年注目を集めているのが、オメガ3系脂肪酸と、オメガ6系脂肪酸という、それぞれ組成の異なる2つの脂肪酸の比率だ。どちらの脂肪酸も人体で合成することができないため、「必須脂肪酸」と呼ばれる。

オメガ3系脂肪酸は炎症を抑えるように働き、オメガ6系脂肪酸の代謝産物であるアラキドン酸は炎症を促進させるという、真逆の働きを持っている。

オメガ3系脂肪酸の1つはα-リノレン酸であり、亜麻仁《あまに》油やエゴマ油、シソ油、魚油などがある。魚油にはEPA（エイコサペンタエン酸）やDHA（ドコサヘキサエン酸）が多く含まれている。

オメガ6系脂肪酸の代表はリノール酸で、ベニバナ油、コーン油、大豆油などに多く使われている。サラダ油、ドレッシングなどはこのリノール酸が原料に含まれていることが多い。

リノール酸は、体内に吸収されるとγ－リノレン酸から2－ホモ－γ－リノレン酸に変換される。そこから炎症を抑える働きを持つプロスタグランジン1系という生理活性物質であるエイコサノイドをつくり出す経路と、アラキドン酸に変換されたあとにプロスタグランジン2系という炎症を促進するエイコサノイドをつくり出す経路に分かれる。

つまりオメガ6系の脂肪酸すべてが悪いのではなく、代謝産物であるアラキドン酸由来のプロスタグランジン2系のエイコサノイドが、慢性炎症を起こす原因になる。

一方のオメガ3系のほうは、α－リノレン酸が代謝反応を受けてEPAが合成され、EPAからプロスタグランジン3系のエイコサノイドに変化する。プロスタグランジン3系は、炎症を抑える作用がある。

この2つの脂肪酸は人体でつくることができないから、当然、食材から摂取することになる。それぞれが体内に取り込まれると代謝反応を受けて、少しずつ性質を変えながら血液中を流れていき、細胞膜に入るのだが、どちらの脂肪酸も取り込まれる部位が同じなの

図表15●オメガ3系脂肪酸が炎症を抑える

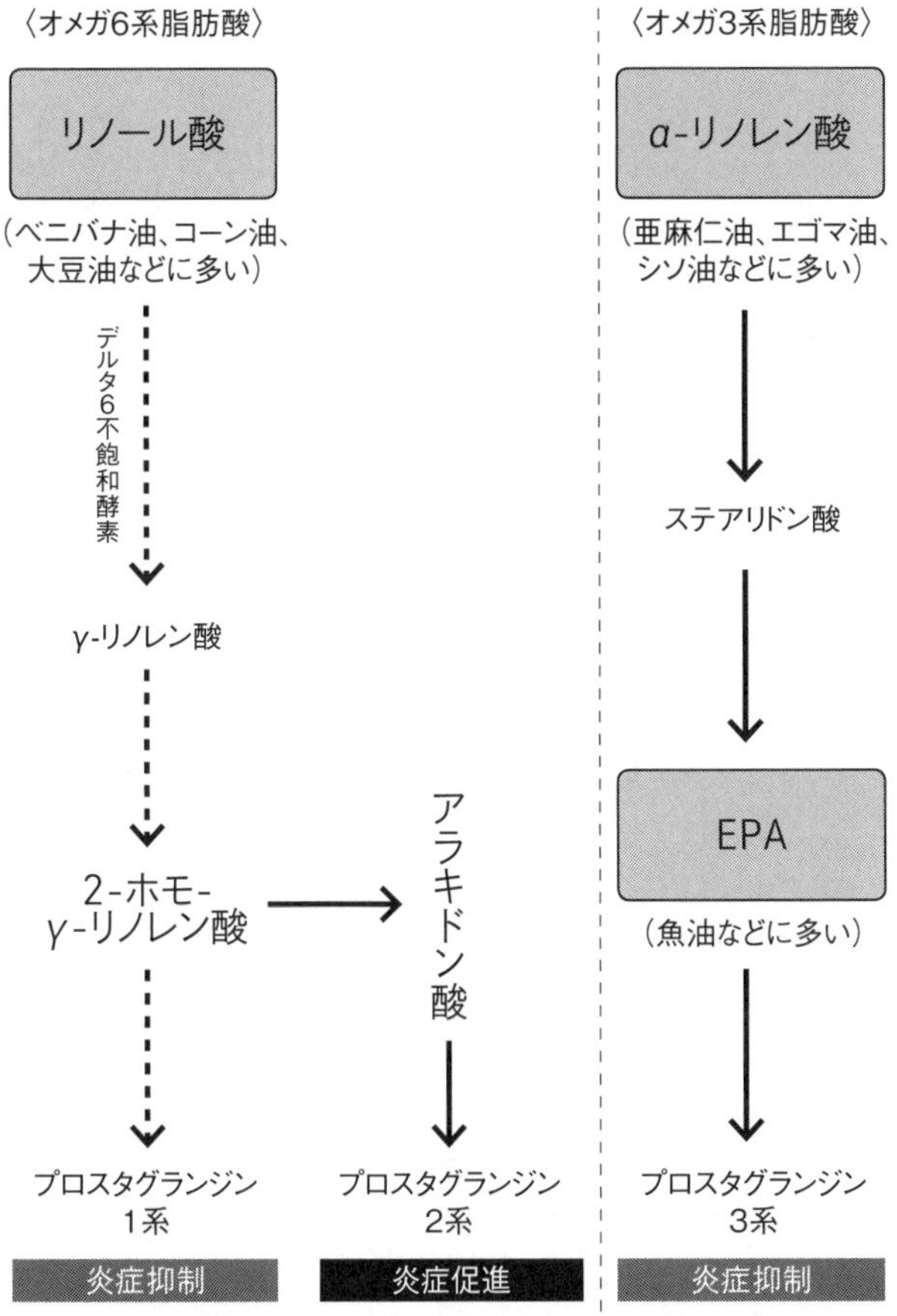

オメガ6系脂肪酸は、アラキドン酸を介した炎症促進作用が強調されるが、炎症を抑制するエイコサノイドの材料であることから、オーソモレキュラー療法ではγ-リノレン酸を補充することもある。

オメガ3系脂肪酸は炎症を抑えるプロスタグランジン3系をつくる。

だ。だから、同じ場所の取り合いをしているということになる。

血液中を流れるこの2つの脂肪酸は、細胞膜に入り込もうとせめぎあっている。そのため炎症を抑えるには、この2つの油のバランスを変えることがポイントなのだ。

2つの脂肪酸は必須脂肪酸なので、食事から摂取した比が、そのまま体内の脂肪酸の比になってしまうため、私たちは意識的にオメガ3系脂肪酸をとる必要がある。同時に、意識的にオメガ6系脂肪酸を避けることも大切だ。

現代人の食生活を振り返ってみると、オメガ6系の脂肪酸であるリノール酸の摂取量の割合は、想像以上に高い。炒め物や揚げ物に必ずといっていいほど使われているのは、サラダ油、ベニバナ油、コーン油などだろう。つまり、現代人は、炎症を促進するプロスタグランジン2系をつくる油を多く摂取している傾向がある。そうなれば、いつまでたっても体内の炎症を抑えることができず、慢性的な炎症が続くことになる。

積極的にとってほしいオメガ3系のほうは、先述したように魚油などに含まれているから、アジやサバ、サンマなどの青背魚を積極的にとっていただきたい。1日1回は新鮮な魚を食べる。不足分はＥＰＡやＤＨＡのサプリメントで補うことをおすすめしたい。

古くて新しい栄養素「ビタミンB群」の可能性

ビタミンB群については、第1章で、ストレスや飲酒、糖質のとりすぎなどで大量に消費されてしまうと述べた。

もちろんこれまでも神経伝達物質の合成に深くかかわっていること、代謝ビタミンとしての役割があるなど、重要視されてはきた。そして今、ビタミンB群は、古くて新しい栄養素として再び注目されている。

ビタミンB群についておさらいすると、ビタミンB_1、B_2、B_6、B_{12}、ナイアシン（B_3）、パントテン酸、葉酸、ビオチンの総称である。水溶性のビタミンでおもに補酵素として働くため、かつては少量で十分と思われていた栄養素の代表だった。

ビタミンBが、「B群」としてとらなければならないといわれている1つの理由は、人間のエネルギーをつくり出すTCA回路（クエン酸回路）を回す重要な役割があるからだ。

そして最近になって、ビタミンB群は脂質の酸化を防止している（脂質の抗酸化作用）ということもわかってきた。抗酸化作用とは、炎症が起こったときに働く活性酸素に対抗する作用のことである。

今まで脂質の抗酸化については、ビタミンEなどの脂溶性ビタミンの働きが主ではないかと考えられていたのだが、なんと水溶性ビタミンであるビタミンB群も脂質の酸化を防いでいたのだ。

しかも興味深いのは、時間の経過によって酸化の反応が違うことだ。ビタミンB_1、B_2、ナイアシン、葉酸は最初の1週間はむしろ、脂質の酸化を促進させる。そして2週間めは停滞状態で、3週間めになって脂質の酸化を抑制しはじめるのだ。つまり、最初は酸化を促進して、後半は酸化を抑制している。

そしてB_{12}は、1～2週めは酸化の抑制作用がないが、3週めになると急に酸化を抑制しはじめる。さらにB_6は、初期から酸化を抑制している。

このように、ビタミンBの種類によって脂質の酸化を防ぐ段階が違い、少しずつ時間をずらしながら、相互に協力し合っていることがわかってきたのだ。

酸化とは、いってみれば体内をサビつかせることであり、老化の原因といわれている。しかし、酸化そのものは人体にとって必要なことなのである。

もちろん、酸化が続いてしまうのはよくないことであるのは間違いない。ただ、急性期は酸化をさせないといけないこともある。それがこの反応なのである。まさに、人体の神秘、神の御業《みわざ》というしかない。

さらに、ビタミンB_1やB_6は、抗酸化だけではなく、同時に「抗糖化」、つまり糖化を抑制する作用がある物質としても注目されている。

難治性の統合失調症の患者さんの約25％に、ひどく糖化が進んでいる人たちがいることがわかっており、同時にその人たちの血中ビタミンB_6の数値が極めて低いことがわかっている。そこで今、通常の統合失調症の治療で、ビタミンB_6を補充するということがトライアルとしてなされている。

このようにビタミンB群は、脂質代謝を改善する作用があるのと同時に、糖化抑制作用もあわせ持っている。今後の抗酸化アプローチにおいて、中心的存在の栄養素となる可能性が期待されている。

【第４章のまとめ】

「脳の炎症」を防ぐ食べ方のコツ

・オメガ３系脂肪酸を積極的にとる。アジやサバ、サンマなどの青背魚を食べるのもおすすめ。

・同時にサラダ油、ベニバナ油、コーン油、大豆油などのオメガ６系の油を避ける。

・揚げ物や出来合いの炒め物など、油を使った食品で、調理して時間の経ったものは酸化が進んでいるので避ける。

・抗酸化作用、抗糖化作用のあるビタミンＢ群を積極的にとる。とるときは、ビタミンＢ群として複合的にとる。

・抗酸化栄養素であるビタミンＣ、ビタミンＥをとるのもよい。

第5章

「うつ」を引き起こすホルモンのトラブル

コレステロールの重要性

「心の病」はホルモンのトラブルともかかわっている

序章で触れた、精神疾患の診断基準として使われている『DSM－Ⅳ』という診断マニュアルの付録には、「精神疾患の診断および対策に重要な一般身体疾患」とされているものがあった。そこには、いろいろな精神症状を訴えるときに、すぐに精神疾患と診断せず、必ず一般的な身体疾患を除外するように書かれている。

そこには、糖尿病はもちろん、甲状腺機能低下症、甲状腺機能亢進症などの内分泌疾患（ホルモン障害）も明記されている。

日本の精神科医や心療内科医も、そのことを知っているはずなのに、それを踏まえて診断している医師は皆無といってもいいだろう。繰り返しになるが、長年うつ病などの精神疾患に悩まされ、なかなか治らずに私のところに来る患者さんで、精神科で血液検査をした人はほぼいないからである。

特殊な薬を服用していると、その血中濃度を測らなければならないことがある。そうした患者さんの場合は血液検査をおこなっている場合があるが、薬剤の血中濃度と簡単な肝機能のチェックのみで、それ以外はほとんどしていないだろう。

さらにはこのあと説明する、精神症状を引き起こすことがある甲状腺や男性ホルモン、女性ホルモンなどのホルモンの問題を、うつ症状の患者さんに対しチェックしている精神科の先生も、ほとんどいないのではないだろうか。

精神症状を引き起こすホルモン障害には、以下のようなものがある。

①クッシング症候群とアジソン病

クッシング症候群は、副腎皮質ホルモンであるコルチゾールが過剰に分泌されてしまう病気である。コルチゾールはストレス反応として分泌されるホルモン（後述）だが、クッシング症候群の場合、ストレスの有無にかかわらず分泌されてしまうため、不安になったり、イライラしたり、統合失調症のようなさまざまな精神症状が出てきてしまう。

あるいは摂食障害、薬物依存、解離性《かいりせい》障害といった症状としてあらわれることもある。

その半数以上に焦燥感を伴う抑うつ症状がみられ、3人に1人くらいの割合で双極性障害が、7割程度に不安障害がみられる。

また幻覚や妄想の訴えのあるものも多く報告されているほか、認知機能障害としての記憶障害にも注目が集まっている。

ただクッシング症候群でうつ病がみられる場合は、抑うつ状態は散発的で持続せず、体重減少よりも体重増加がみられ、怒りっぽくなる。

つまりストレスを感じたときや、血糖の低下によって分泌されるコルチゾールは、多彩な精神症状を引き起こす原因となり得る。

一方のアジソン病は、逆にコルチゾールの分泌が低下してしまう病気だ。

疲労感が顕著で、脱力感、筋力低下、体重の減少、低血圧などがみられる。食欲不振のほか、嘔吐、下痢などの消化器症状、無気力、不安、うつなどさまざまな症状を訴える。

クッシング症候群とアジソン病は、副腎の病気として内科医も認知しているものである。ところが過度のストレスや低血糖症に伴うコルチゾールが、クッシング症候群と思われるほど大量に分泌されることは知られていない。また、慢性ストレスや長期間の低血糖症により副腎が疲弊し、アジソン病と同等にまでコルチゾール分泌が低下する副腎疲労が起こることも、認知されていないのである。

つまり、コルチゾールの過少によって精神症状が生じることは知っていても、クッシング症候群やアジソン病でなければ起こらないという固定観念で患者を診断するため、本当の原因に対する治療がおこなわれず、表面に出ている精神症状に対する診断と治療が繰り返されることになる。

② 更年期障害とＰＭＳ

更年期障害の症状の1つに、うつ症状がある。

更年期とは、女性の場合、閉経をはさむ前後5年間の約10年間を指す。日本人の平均閉経年齢は50～51歳であることから、45～55歳が更年期に当たる。

更年期障害にかかわっているのが、エストロゲンという女性ホルモンだ。エストロゲンの分泌は思春期から増えはじめ、20代でピークを迎え、30代前半頃まで高い状態が続く。そのあと少しずつ減りはじめ、更年期になるとエストロゲンの分泌が急激に減ってくる。エストロゲンは女性の機能を正常に保つ重要な働きをしている。気持ちを安定させる働きもあるため、分泌量が急激に減ってくると感情のコントロールが難しくなり、イライラしたり、不安になったり、気分が落ち込んでしまう人がいるのだ。

またＰＭＳ（月経前症候群）も、ホルモンが関係している。生理の1～2週間前になると、乳房が張る、肌が荒れる、むくむ、冷える、頭痛や腰痛がある、イライラする、集中力がなくなる、食欲の変動がある、うつっぽくなるなどの症状が出ることがある。

これはエストロゲンともう1つ、プロゲステロンという黄体ホルモンのバランスがうまくとれないことで起こってくる。

男性にも更年期はある。最近では、男性の更年期障害はLOH症候群（加齢性腺機能低下症）といわれる。睡眠障害のほか、集中力の低下、疲労感、抑うつ症状、怒りっぽくなるなどの症状がある。これもまた、年齢とともにテストステロンという男性ホルモンが低下することによって起こるといわれている。

更年期障害に伴う精神症状については男女ともよく理解されているため、一般の臨床では女性ホルモンや男性ホルモンのホルモン補充療法がおこなわれている。原因がホルモンバランスの乱れであるため、ホルモン補充療法はよく効くことが多い。

一方で、後ほど詳しく述べるが、オーソモレキュラー療法では、可能な限りホルモン合成を促し、ホルモンの前駆物質を補充するアプローチをとることもある。

【症例1】

ここで、更年期によるうつ症状に悩まされていた女性の症例を紹介しよう。

51歳の女性Iさんは、5年前に肝炎といわれ、治療後に強い疲労感と抑うつ感を自覚し、うつ病と診断され、投薬治療を受けていた。

薬剤によって軽度の改善はみられるものの、電池が切れたような状態になり、不安を伴い落ち込むようになり、睡眠時間は3〜4時間程度。しかもその短いあいだにひどく嫌な夢ばかり見るという。1年間で体重も10kg増えてしまったということで、私のクリニックを受診してきたのである。

血液検査をしてみると、ビタミンB群、たんぱく質、鉄が不足しており、数値から炎症も予測された。

栄養指導によってこれらの栄養素を補充したところ、その数値はよくなったが、まだ少し具合がよくない。DHEA（詳しくは後述）を調べてみたところ、驚くほど低い値だった。そこで、ホルモンの関与を疑い、オーソモレキュラー療法での食事指導に加え、DHEAのサプリメントを追加した。

すると3カ月後、外出してもガクッと疲れが出ることがなくなり、「5年間の闘病生活ではじめて希望が持てるようになった」という。くよくよすることもなくなり、子どもへのイライラも落ち着きはじめた。

さらに治療開始から5カ月後には、出産前の調子がいいときの状態に戻り、ぐっすり眠れるようになり、気持ちも安定するようになった。薬もほとんど不要になった。

元気になったIさんが、「5年間、つらいうつの治療を続けてきましたが、意味がありませんでした」といっていたのが印象的だった。

③ 甲状腺機能障害

甲状腺機能障害による精神症状は、非常によくみられる。特に女性に多く、若い女性でも十分なり得るため、年齢は関係ない。

甲状腺機能の低下は、ほぼうつ症状があらわれるといっても過言ではない。うつ症状を訴えてきたときはまず血液検査をして、甲状腺ホルモンの値をみるべきなのに、それをせずに「うつ」と診断されてしまう人も多い。

逆に甲状腺ホルモンが亢進すると、ハイの状態になるため、躁症状と診断されてしまうことも多い。甲状腺のトラブルは周期性に変動することが多く、機能低下と機能亢進を繰り返すことになる。つまり、うつ症状と躁症状が繰り返し起こることになり、精神科では間違いなく双極性障害の診断が下り投薬治療となる。

【症例2】

ある30歳代の男性は、他施設にて双極性障害の診断で3年間治療されていた。私のクリニックを受診したときには、うつ症状が中心で、抗うつ剤が数種類処方されていた。

問診では、大学生時代には3日3晩一睡もしないで勉強とアルバイトをしていたエピソードや、その後のうつ症状で休学した時期もあったなど、症状だけでは双極性障害の診断は納得するものだった。クリニックでの血液検査では、コレステロールと中性脂肪の値が異常高値になっており、うつ症状の時期には太りやすくむくむことが多いなど、甲状腺機能低下を疑う所見が多く見られた。

甲状腺ホルモンを補充したところ、うつ症状は劇的に改善し、抗うつ剤は不要となった。その約1年後には多弁や攻撃的な言動などから職場の同僚に躁状態を指摘されるようになり、再びクリニックを受診した。

検査結果を見ると、甲状腺機能が亢進状態になっており、このため躁症状が出ていたことが予想された。抗甲状腺薬の補充にて速やかに改善、その後は甲状腺機能を安定化させることを目的に、ストレスマネジメントおよび症状の有無にかかわらず定期的な甲状腺機能のチェックをおこなっている。

【症例3】

Jさんは29歳。うつ病と過食症と診断されていた、18歳頃から抑うつ感があり、同時に過食がはじまった。特に月経前には過食がひどかったという。月経前の食欲増進がある場合、ホルモンの関与を疑うものだ。

またJさんは幼少期から気管支ぜんそく、アレルギー性鼻炎、アトピー性皮膚炎がみられ、家族歴としては、父親が2型糖尿病でインスリンの治療をしていた。

来院し、さっそく5時間の糖負荷検査をおこなうと、一気に血糖が上がったあと、4時間後に急降下。典型的な反応性の低血糖であった。これだけで、抑うつ症状や、食欲のコントロールができない理由は明らかだ。

さらに、20代という若さであるにもかかわらず、DHEA（後述）の値が89μg／dlという低さだ（20代は200μg／dl以上が通常）。

そこでまず糖質制限の食事指導をして、血糖をコントロールし、血液検査でわかった栄養不足をサプリメントで補充した。さらに、甲状腺のサポートをし、プロゲステロンというホルモンの働きを補助するクリームを使用したところ、血糖は安定し、過食も止まり、抑うつ症状も治まるなど、劇的な改善が見られたのである。

図表16●甲状腺機能低下で誤診されやすい疾患

症状	誤診される疾患
コレステロールの上昇	高脂血症
肥満	過食→減量
むくみ、息切れ	心疾患
眠気、動作緩慢	脳血管障害
抑うつ状態	うつ病

（日本医師会の文献より）

甲状腺疾患は一般成人の12・5％、つまり10人に1人以上が有する疾患であり、女性の有病率はさらに高率だ。問題なのは、症状が実に多彩なため、甲状腺を疑って検査をしないと、その不調が甲状腺によるものだとわからない点だ。だから、非常に誤診も多いのである。

ざっと挙げただけでも甲状腺機能の低下と誤診される疾患には、図表16のようなものがある。

ホルモンの原料はコレステロール

コレステロールほど誤解の多いものはない。コレステロールが高いのはまるで悪いことのように勘違いされがちだが、大間違いである。

健康診断でコレステロールが高いと注意されてしまうし、巷《ちまた》ではコレステロールを下げる作用を謳った食品も多く出回っている。

しかし、コレステロール値をいくら低くしたところで、健康にはならないのである。コレステロールを下げようと、卵を控えている人もいるかもしれないが、血液中のコレステロールの4分の3は、おもに肝臓で合成したコレステロールだ。つまり、卵などの食材を控えても、コレステロールが下がるというわけではない。

私たちの体のなかでは、コレステロールは非常に重要な働きをしている。私たちの体内にある60兆個もの細胞1つひとつの細胞膜には、コレステロールが組み込まれ、細胞の形を維持している。そして、実は重要な働きを持つホルモンの原料もコレステロールだ。

生体内でのコレステロールの合成は、アセチルＣｏＡが原材料になる。アセチルＣｏＡの本来の目的は、脳や体を動かすエネルギー源であるＡＴＰ（アデノシン三リン酸）の材料になることだ。

図表17を見てほしい。アセチルＣｏＡは糖質、脂質、たんぱく質の3つをもとにつくられる。つまりアセチルＣｏＡはカロリーが十分に供給されているとき、はじめてコレステロール合成の材料として使われるのである。

ちなみに、アセチルＣｏＡに最も少ない反応で到達するのが脂質である。これまで、糖

図表17●コレステロールの代謝経路

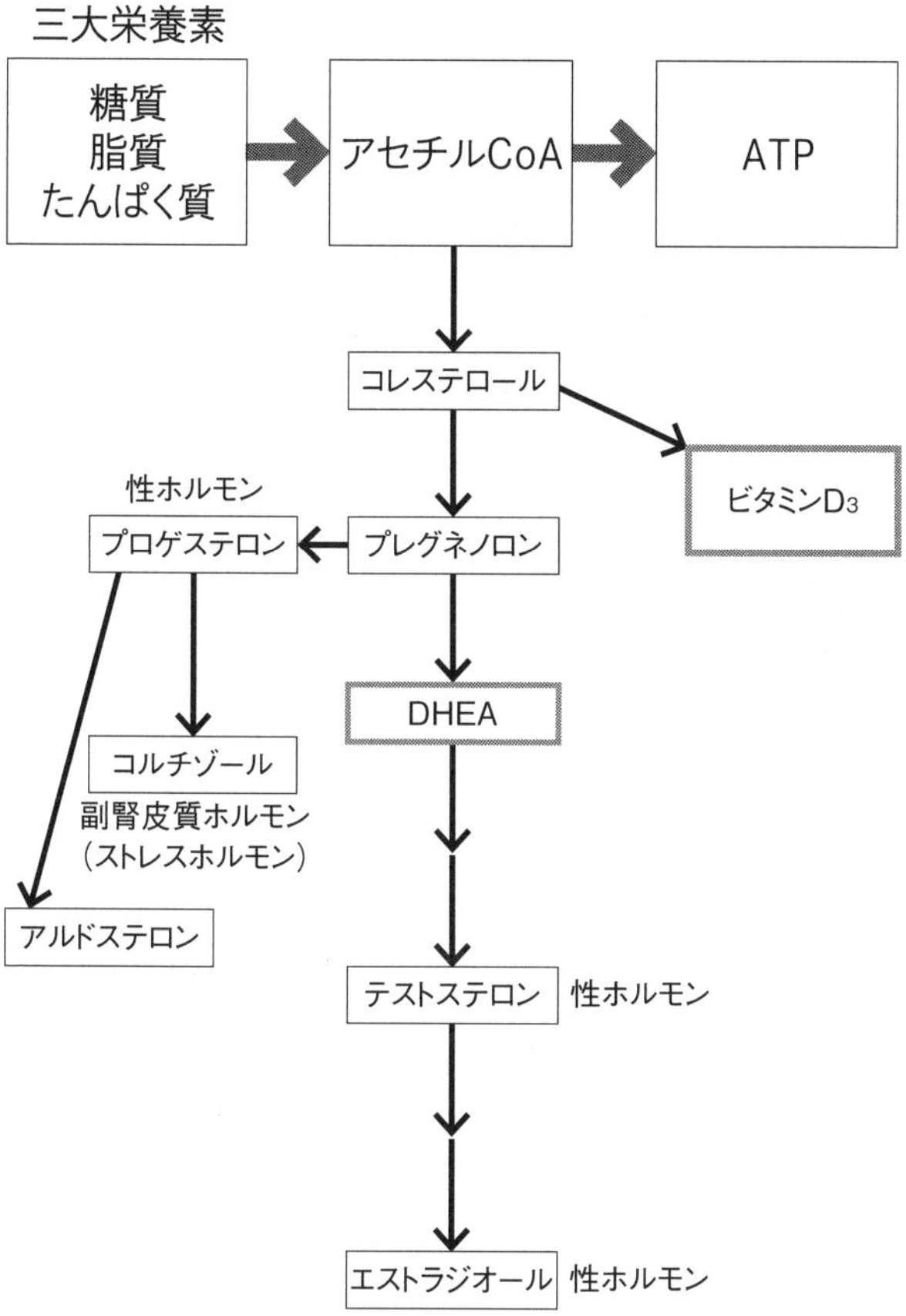

コレステロールは、
性ホルモン、ストレスホルモンなどの
重要なホルモン合成の出発点となっている。

質摂取による血糖値スパイクとインスリン分泌の問題点について説明するとともに、たんぱく質はできるだけエネルギー源にならないようにすることが重要であると述べてきた。つまり、エネルギー源はできるだけ脂質から得るようにするのがいいということになる。

コレステロールを材料につくられるホルモンには、血糖値の維持に不可欠なコルチゾールのほか、女性ホルモンなどの性ホルモンも含まれる。カロリーを気にした食事を続けると、コレステロール合成が不十分になるというデメリットがあるのだ。

ちなみに、コレステロールを材料に、紫外線の刺激によって皮膚でつくられるのがビタミンD_3である。ビタミンDはカルシウム代謝の中心となるビタミンであり、すでに述べた通りインスリンの分泌、腸管粘膜の維持、さらには脳の保護にも関与していることが知られるようになった。

また、ストレスに対抗する臓器である副腎では、コレステロールを材料として「プレグネノロン」という物質に変わる。これが「ホルモンの母」といわれている物質だ。

なぜ「ホルモンの母」なのかというと、プレグネノロンを出発点として性ホルモン、血圧をコントロールするホルモン、さらには繰り返し登場するコルチゾールがつくられるからである。

「コルチゾール」はストレスに対抗するホルモン

「コルチゾール」は、副腎皮質ホルモンの1つであり、ストレスを受けたときにストレスに対抗するために分泌されたり、炎症やアレルギーを抑えるために必要なホルモンだ。

ストレスというと、職場での人間関係など、おもに精神的なものを思い浮かべる人がほとんどだろう。でも、本来ストレスは、「ストレッサー」によって引き起こされる身体反応のことを指す。

ストレッサーとは、気温、気圧、放射線、騒音などの外的要因や、炎症、発熱、がん、高血圧などの内的要因、そしてご存じの人間関係などの心理的要因がある。だから、「暑い、寒い」「風邪をひいた」「低気圧が近づいている」といったこともすべて、われわれ人間はストレスだと感じている。

体は、どのようなストレッサーが来ても関係なく、同じようにストレスに対して反応をする。ストレッサーがかかってきたときに分泌される一番重要なホルモンが、コルチゾールなのである。

私たちにとってストレスとは本来、生存を脅かされるものだった。だから生命の危機を感じたときに、コルチゾールは何よりも優先されて大量に分泌される。ちなみに、医療機関の集中治療室で、生命の危機に瀕している患者さんには、医師はコルチゾールを大量に注射する。

それほどまでに重要なホルモンのため、ストレスがある環境では、プレグネノロンを出発点として合成されるほかのホルモンより優先して合成されることになる。すると性ホルモンのバランスが乱れ、血圧を維持するホルモンが不足するため、低血圧も起こるようになる。ストレスがかかるとき、くらっとめまいがするのはそのためかもしれない。

ストレスに対する反応も、初期の段階では心身に異常はみられない。血液中のコルチゾールの濃度を測定すると、コルチゾールをバンバン分泌しているのがわかるのだが、そうやってストレスに対抗してくれているから、見かけ上は元気なのである。しかしある一定期間を過ぎると、コルチゾールを分泌し続けている副腎が疲れきってしまい、コルチゾールを分泌できなくなってくる。

そこではじめて自覚症状として、集中力が続かない、風邪をひきやすい、疲れがとれない、抑うつ感といったことが出てくる。ストレスに対抗できなくなるのだ。

この状態が「副腎疲労」なのである。

ほかのホルモンの働きを弱めてしまうコルチゾール

コルチゾールが十分に分泌され、ストレスがあっても自覚症状がない初期段階であれば、体にとって支障がないのかといえば、そうではない。コルチゾールは、プレグネノロンを出発点とするほかのホルモンを犠牲にしてまで分泌を維持することはすでに述べたが、副腎由来ではないほかの臓器から分泌される多くのホルモンの作用を弱めてしまう。

インスリンはコルチゾールによって作用が弱まる代表的なホルモンである。そのため、ストレスによってコルチゾールの分泌が亢進していると、血糖値が上昇する。リウマチなどの治療ではコルチゾールを薬として投与するが、糖尿病にならないように注意が必要なほどだ。

近年では血糖値の変動を24時間持続して簡単に測ることができるようになったことはすでに述べたが、これによりストレスによる血糖値の上昇が、それまで考えられていた以上に強いことがわかってきた。

友人の医師は、自らが主催するパーティの当日の朝、空腹時にもかかわらず血糖値が200mg／dl以上になり、そのパーティが無事に終わったらまったく正常値に戻ったそうである。今のガイドラインでは、２００mg／dl以上の血糖値があったらすぐに糖尿病の診断になってしまう。診断の基準に「ストレスの少ない通常の生活時の血糖値」という前提をつけるべきであろう。

インスリンのほかにコルチゾールによって作用が弱まってしまうのは、甲状腺ホルモンと性ホルモンである。

甲状腺ホルモンの作用が低下することによって代謝が落ち太りやすくなり、抑うつ傾向にもなりやすくなる。また、性ホルモンの作用が低下することによって、性欲が弱くなり、女性であれば月経のトラブル、ＰＭＳ（月経前症候群）、更年期障害などが起こりやすくなってしまう。

このような状況では、血液検査でホルモンの血中濃度が正常、あるいは高値であっても、実はそれらのホルモンの作用が低下していることを知らなくては、症状に関係する原因を見逃してしまうのである。

ストレスが急性の場合はコルチゾールを一時的に大量に分泌することになる。そんなときは、男性機能や女性機能は二の次、三の次になるから、性ホルモンの機能を一時的に抑えるのは、合目的的な人体の反応といえる。

図表18●ストレスがホルモンの働きを弱める

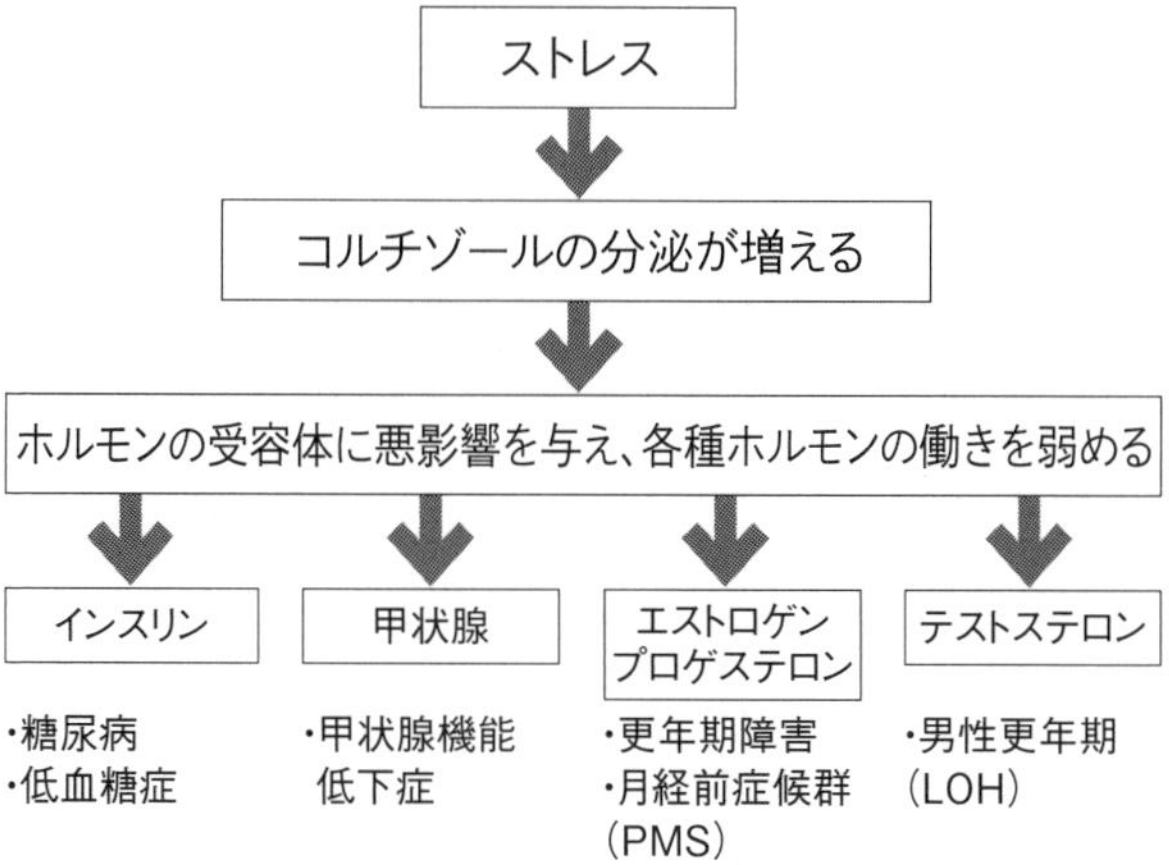

しかし、「慢性的な」ストレスの場合、つまり、ストレスが長期にわたってダラダラと続く場合、それまでの期間コルチゾールが分泌され続けていたため、インスリン、性ホルモン、甲状腺ホルモンも影響を受け続けていることになる。

慢性のストレスは、副腎の機能を下げるだけでなく、人の体に備わっている多くのホルモンなどによって調節されているホメオスタシス（生体恒常性）を脅かすことになると、肝に銘じておくことが大切だ。言い換えれば、慢性ストレスがある場合、ストレスマネジメントは最重要のアプローチになる。

コルチゾールが優先的につくられることのデメリット

生命の危機にかかわるコルチゾールだから、その合成は何よりも優先される。

再び図表17を見てほしい。真ん中にあるプレグネノロンは「ホルモンの母」であり、ここがどのホルモンに合成されていくのかの分かれ道である。

そこでストレスがかかってきたらどうだろう。

ストレスがあると、コルチゾールで対抗しようとするから、プレグネノロンからは必然的にコルチゾールの合成が優先される。コルチゾールがたくさん必要になるから、プレグネノロンはＤＨＥＡ（詳しくは後述）、テストステロン、エストラジオールの流れには回されずに、またその左の、プロゲステロンからアルドステロンの流れには回されずに、プロゲステロンからコルチゾールに使われてしまう。これを「プレグネノロン・スティール現象」（プレグネノロンが盗まれてしまう現象）という。

だからストレスがかかったときに減りやすいのはＤＨＥＡ、男性ホルモンのテストステロン、女性ホルモンのエストラジオール、そしてアルドステロンである。

ということは、ストレスによって、性ホルモンのバランスがとりづらくなるということになる。例えば敏感な女性などは、職場のストレスやその他の心配事などがあると生理が止まってしまうことがあるのだ。

アルドステロンが減れば、免疫力が落ちたり、骨粗鬆症《こつそしょうしょう》になりやすくなったり、血圧のコントロールも悪くなる。

ちなみにプログネノロンは、血液検査ではわからないので、DHEAを調べるとよくわかる。プレグネノロン・スティール現象が起きていると、DHEAが減ってしまうからだ。

「長寿ホルモン」DHEAの働き

ホルモンの合成過程でつくられるDHEAは、別名「長寿ホルモン」や「若返りホルモン」と呼ばれている。ストレスを緩和する、免疫力を高めて炎症を抑え腫瘍を予防する、インスリンの働きを助けて糖尿病を予防する、動脈硬化を予防する、脂質異常症を予防する、といったさまざまな働きがある。

しかし、DHEAは思春期に急激に増加し、20歳頃をピークに減少していき、70歳でピーク時の20%にまで落ちてしまう。また、ストレスを感じるとコルチゾールにとられて、産生されにくくなる。

最近になって、脳で合成されるステロイドとして「ニューロステロイド」という概念が出てきている。文字通り、「新しいステロイド」ということだ。DHEAやプログネノロンは、「ニューロステロイド」として、ストレス反応に対する神経保護作用を持っているということがわかってきたのだ。

脳内でどのような働きをしているかというと、NGF、BDNFなどの脳神経細胞を元気にしてくれる作用を持っている神経成長因子、神経栄養因子の発現を促進してくれる。

それから、脳内のγ－GT（ガンマ・グルタミール・トランスペプチターゼ）が上昇し、脳内の神経細胞のなかのグルタチオンを増やしている。グルタチオンとは、3つのアミノ酸からなるトリペプチドで、解毒をしたり、体内のサビを防止したり、酸化ストレスを消す代表的な物質だ。

だから、DHEAやプレグネノロン、そしてこのあと出てくるビタミンDが脳の細胞の解毒を推進し、抗酸化作用を増やしているといえるのだ。この作用はまさに脳の保護と言い換えることができる。

実はパーキンソン病をはじめとする脳の神経細胞が変性してしまう病気は、これらで抑制できるのではないかといわれている。実際DHEAの数値が高い高齢者は、認知症とは無縁である。

ちなみにある番組で、90歳以上で現役で仕事をしてハツラツとしている高齢女性のDHEAの値を調べたところ、全員250μg／dl以上もあった。この数値は、20歳くらいの女性の値と同じである。

それを聞いてびっくりして、私のクリニックに来ている90歳以上の女性の患者さんのDHEAを測らせてもらったことがある。すると驚くことに、本当にDHEAの値が250μg／dl以上あったのである。その方は元気ハツラツとしていて、80代で愛車をスポーツカーに買い換えようとして家族に止められ、ようやく車の運転をやめたような人である。

DHEAを食材から取り入れるとすれば、ヤムイモである。ヤムイモが入手しにくければ、自然薯《じねんじょ》、とろろを食べるといいだろう。

コレステロールはホルモンの材料であるから、当然、コレステロールが低い人で、DHEAの数値が高い人はまずいない。コレステロールはアンチエイジングにも必要だというわけだ。

また繰り返しになるが、ストレスが高い人は、コルチゾールのほうに材料が回されてしまうから、DHEAは合成されにくくなる。つまり、ストレスが高い人は、長寿や若返りからは遠ざかっていくということなのだ。

精神疾患とも関係している「ビタミンD」

ビタミンDは、最近特に注目されている栄養素の1つだ。

コレステロールを原料に皮膚で合成され、DHEAと同じく、ニューロステロイドの1つであり、抗酸化作用もある。

ビタミンDはこれまで、カルシウムや骨の代謝に不可欠な栄養素としてはよく知られていたが、近年、それ以外にも多くの効用があることがさまざまな研究によって明らかになっている。

その1つに、ビタミンDと精神疾患の深いかかわりがある。

よく知られているのが、うつとの関連、なかでも冬季うつなどの季節性情動障害である。日照時間が少なくなる冬に、うつ症状が増えてくるのだ。冬季は、紫外線(UVB)が強くないため、皮膚でビタミンDを合成することができないのだ。

興味深いことに、日焼けサロンに行くと、抑うつ症状が治る人たちがいることがわかったため、冬季うつとビタミンDの関連が報告されるようになったのである。

例えば北欧では、冬の日照時間がとても短いことでよく知られているが、北欧での自殺率の高さは、この日照時間がかかわっているといわれている。1日20分程度の日光浴で十分であるとの報告もあるが、2015年アメリカの代替療法の学会で提唱された濃度には達しない。私のクリニックでは、ほぼ全員の患者さんのビタミンD濃度を測定しているが、アメリカの学会が推奨する濃度に達している人は皆無である。多くの患者さんのデータを見ると、日光浴とビタミンDを多く含む食材を食べるように食事に気をつけていても足りないため、サプリメントを使うことが多い。

ちなみにビタミンDは魚の内臓などに多く含まれているため、サンマやイワシの内臓まで食べることや、シシャモ、しらすなどもたくさんとるのがお勧めだ。

昨今の美白ブームによって、日焼け止めクリームでしっかり肌を紫外線からガードしてしまうと、ビタミンDの合成に影響するし、ひいてはうつにもつながりかねない。

統合失調症の患者さんにも、ビタミンD欠乏が認められている。また、統合失調症の環境リスク因子のうち、誕生した季節や緯度などが、ビタミンD欠乏症と関連づけられていることもわかっている。

自閉症児はビタミンDの血中濃度が低いという報告があり、自閉症児にビタミンDを経口摂取したところ、行動異常が改善されたという報告もある。

さらに、ビタミンD不足とアルツハイマー病の関連も報告されていたり、パーキンソン病において、ビタミンDの投与によって筋力が増強し、転倒・骨折を抑制できたり、パーキンソン病の進行を遅らせたりする効果があるという報告もある。

また私も実際の患者さんとのかかわりのなかで実感しているのが、アレルギー疾患との関連性である。

ビタミンDは小腸の粘膜を正常に保ち、免疫の過剰反応を抑える作用がある。ビタミンDが欠乏することで、過剰な免疫反応が起こりやすくなるのだ。

アレルギーのもととなる抗原が入ってくると、免疫細胞の1つであるT細胞が活性化される。T細胞が過剰に反応して暴走することでアレルギー反応が起きてくるわけだが、ビタミンDはその暴走を防ぐ、制御性T細胞を増やす働きがある。

理想的な血中濃度を維持できるようになると、アレルギーだけではなく、多くの疾患の改善につながる。ただ、先述したように、現実的には食事でビタミンDを補うのは難しい。サプリメントで確実に補っていく必要があるだろう。

体にとって不自然なものはなるべく使わない

甲状腺の病気や女性の更年期、男性の更年期などでは、一般的にホルモン補充療法がおこなわれる。

例えば女性の更年期症状の場合は、エストロゲンをパッチなどで補充することになる。男性更年期の場合は、テストステロンを注射などで補充する。実際、補充することによって、症状が劇的に改善することが多いのも事実だ。

その結果を踏まえたうえで、あえていいたい。年齢とともに下がるホルモンを、ただ単純に補充する、そんなに短絡的な考え方でいいのだろうか、と。それで本当の解決になっているのだろうか。いつまでその治療を続けるのか、止めたらどうなるのだろうか。

オーソモレキュラー療法の考え方は違う。

基本的に出来合いのホルモンは使わない。とるとしてもホルモンの前駆体としてとる。DHEAやプレグネノロンやプロゲステロンなどを使うこともあるが、あくまでも一時的であり、栄養的なアプローチがうまく作用してきたら、フェイドアウトさせ、最終的には自分の体でバランスがとれるようにしていく。

エストロゲンの分泌低下も、テストステロンの分泌低下も、年齢とともに誰にでも起こることである。それに対して、作用の強いものを補うということが、果たして人間にとって自然なことなのだろうか。オーソモレキュラー療法では、不自然なことに関しては、なるべくおこなわないという考え方で、DHEAを使ったり、あるいはDHEAが体内でつくられるようにアプローチしたりということをおこなっているのだ。

例えばエストロゲンの欠乏によって起こる精神症状や心血管系疾患、骨粗鬆症などの問題は、本来、DHEAがかなりカバーしているところなのだ。だからエストロゲンの分泌が低下してきたら、DHEAを補って、自然にエストロゲンがつくられるようにしようと考えるし、それに加えて骨の問題なら、ビタミンDを体内でつくられるようにしようとアプローチする。

ホルモン補充療法をおこなっている場合も、オーソモレキュラー療法を併用して、ホルモンをフェイドアウトさせていけば、急な離脱症状のようなものも起こらないで済むのではないだろうか。

40代後半になれば、月経不順になってくるのに伴ってコレステロールが上がってくる。これも女性ホルモンの分泌低下に伴って、それをカバーする物質をつくりやすいように、コレステロールを上げることで対応しているという、非常に合目的な反応と理解することができる。

女性のコレステロール上昇が血管病変のリスクとはほとんど関係がなく、元気で長生きな人が多いのはよく知られている。それを、更年期女性の高コレステロールを問題視して、コレステロールを下げる薬を使うなどナンセンスであり、海外から見たら笑いものである。

コレステロールに象徴されるように、年齢も性差も考えずに、ただ基準値に当てはめて、「高い」「低い」と一喜一憂するのは明らかにおかしい。体はもっと精密で優れていて、本来、年齢とともに生じる自然な変化に対応する力を持っているのである。

サプリメントとのつきあい方

2009年に『「うつ」は食べ物が原因だった!』が刊行された当初に比べ、近年はサプリメントもかなり普及し、定着してきた。

それだけ栄養に関する関心が高まったということで、よかったと思う一方で、「効果が高い」とされるサプリメントで、かえってトラブルを招いているケースもある。

正直なところ、サプリメントも玉石混淆である。そこで、最後にサプリメントの選び方、つきあい方について述べておきたい。

まず1つめが「キレート鉄」の問題だ。

女性の鉄不足については本書でも述べてきた。今までの本でも、鉄不足はヘモグロビンの値だけでなく、貯蔵鉄であるフェリチンの値で判断すること、ほとんどの女性がフェリチン不足であり鉄不足であることを述べてきた。フェリチンは、内部に鉄を貯蔵することができるたんぱく質で、鉄不足などに備えている。

フェリチンについては少しずつ理解が深まり、検査されることが増えてきているのは、とてもよいことである。ところが最近になり、フェリチン値を上げることを重要視されるようになってきたことが、新たな問題となっている。

そもそもフェリチンは貯蔵鉄の量を反映している。およそ1000㎎の貯蔵鉄が成人の場合には必要で、その貯蔵鉄の量に相当するフェリチン値は80〜300ng／mlと幅広い。つまりフェリチン値が100であっても、貯蔵鉄が満たされている人もいれば、不足している人もいるのだ。

さらに貯蔵鉄は、赤血球のヘモグロビンやそのほかの鉄が必要な組織や酵素などに十分行きわたったあとに増えてくるものだ。必要なところへ鉄が運ばれて満たされるまでの期間には個人差があるため、定期的に血液検査をおこない、鉄が利用されているかどうかを判断しながらフェリチン値を評価しなくてはならない。

日本国内では製造や販売が禁止されている海外の鉄のサプリメントに、キレート鉄というものがある。これは鉄の吸収を上げるためにグリシンというアミノ酸で鉄をはさみ込んだ形をしている。

サプリメントメーカーが公開している情報を見ると、キレート鉄は小腸の粘膜にもともと存在している鉄吸収のルートを通らずに、アミノ酸などが吸収される経路で吸収されているようである。つまり鉄が吸収されるべきルートを通らずに体内に吸収されてしまうため、鉄が飽和されても吸収を抑制する調節機構が働かず、鉄の過剰状態という人の体にとって危険な状況を起こし得る。

本来の小腸からの鉄吸収のルートでは、鉄の吸収は調節され、フェリチンも一定の値以上になると飽和されて吸収されなくなる。

ところがインターネットで個人輸入したキレート鉄のサプリメントを服用しているという患者さんの血液検査をおこなったところ、1000ng／mlを超えていた。思わず、がんを疑ってしまうような数値だったのである。この患者さんは、不妊治療中であり、治療の過程で鉄不足を解消しようと、よかれと思ってキレート鉄のサプリメントを服用したのだ。

このように鉄が過剰な状態になってしまった場合、余分な鉄はなかなか排泄することができなくなり、フェリチンが正常値に戻るのには、非常に時間がかかってしまう。もともと人間の体内には、鉄を積極的に排泄するルートがないのだ。鉄の過剰症は、多くの健康被害をもたらす。

フェリチンが重要、鉄不足を解消したいからといって、吸収率がいいというだけの理由でむやみにサプリメントを摂取してしまうと、思わぬ弊害を起こす。注意していただきたい。

次は、「エクオール」の問題だ。

古くから、大豆イソフラボンは女性の更年期障害に対して効果があることが知られており、植物性エストロゲンと呼ばれていた。

そもそも大豆イソフラボンは、その化学構造式がエストロゲンにそっくりなのだ。だから、エストロゲンが不足してきた更年期の女性が適切な量の大豆イソフラボンをとると、とても調子がよくなる。逆に、例えば月経前にイライラしたり、食欲が増進したり、体に不調が出たりするPMS（月経前症候群）の人は、エストロゲンが過剰なために起こることが多いのだが、そうした場合にも大豆イソフラボンをとると、エストロゲンのレセプター（受容体）にくっついて、エストロゲンの作用を弱めてくれる。

つまり、大豆イソフラボンは、エストロゲンが足りない人にはその作用を強め、エストロゲンが過剰な人にはその作用を弱めてくれる、とてもマイルドな調整作用があるのだ。これが天然物のいいところである。

天然のイソフラボンには、ダイゼイン、ゲニステイン、グリシテインの3つが含まれており、それぞれが腸内細菌によって変化を受けたあとに吸収される。このうちダイゼインは、特殊な腸内細菌によって変化を受け、エストロゲン活性のより強いエクオールとなって吸収される。ところが日本人の約半数の割合の女性が、腸内細菌の作用によってエクオールがつくれない場合があるといわれている。

そういう人たちは、イソフラボンをとっても女性ホルモン（エストロゲン）の作用を得ることができないといわれている。しかし実際には、エストロゲンレセプターへの結合能はエクオール＞ゲニステイン＞ダイゼインのように作用は弱まるものの、ゲニステインまで含んでいる天然のサプリメントで補充すれば、エクオールがつくれない女性でも植物性イソフラボンとしての効果は期待できるのである。

エクオールの開発にかかわった研究者と話をすることがあった。その方は、商品を開発しているとき、エクオールを摂取してもらった女性の多くにすばらしい効果があって喜んだそうだ。ところが試験期間が終了してエクオールの摂取をやめたところ、多くの女性が急激に更年期のような症状を訴えてきたというのだ。

エクオールはエストロゲンレセプターへの結合能が最も強いので効果も強いが、やめるとエストロゲンの作用が急激に弱まって、更年期のような状態になってしまうのだろう。

その点、天然の大豆イソフラボンは作用もマイルドではあるが、量を減らしたり服用を中止したとしても、離脱症状のようなものはなく安全に使用することができる。

大豆イソフラボンは、構造がエストロゲンに似ているということから、女性ホルモンが関与しているがんの発症や再発のリスクを上げるというような情報もあるが、そのような心配はまったくない。大規模臨床試験でもホルモン感受性の有無にかかわらず、大豆摂取が乳がんによる死亡率と再発を抑制することが知られている。この効果は乳がんのホルモン療法で用いられるタモキシフェン服用者であっても、同様の結果だった。

結論として、私たちがおこなっているオーソモレキュラー療法では、栄養素はできるだけ天然に近い混合物で活性化されていない前駆体として補充するというのが原則である。そして十分な量を補充したあとは、腸や肝臓などの調節機能に任せるのが、体に負担のないアプローチなのだ。

【第5章のまとめ】

「ホルモンのトラブル」を防ぐ食べ方のコツ

・コレステロールはホルモンの合成に欠かせない大切な栄養素なので、積極的にとる。肉や卵などを必要以上に控えないことが大切。

・ホルモンのトラブル予防、うつ予防にビタミンDを意識的にとる。食材からとるのは難しいこともあるので、サプリメントも上手に併用する。

・カロリー不足はホルモン不足を招くため、糖質は控えめにしたうえで、たんぱく質は体の原料として、脂質はエネルギー源として積極的にとる。

・ホルモンの作用不足を補う場合には、活性化されていない前駆体を選ぶ。

・サプリメントを選ぶ際は、不自然でない「ナチュラル」なもの、質のいいものを選ぶ。

おわりに

本書のもととなる『「うつ」は食べ物が原因だった！』を刊行したのは２００９年だった。10年ひと昔といわれるが、まさにこの分野では10年前は隔世の感がある。その当時は、うつ症状などの精神症状の改善のために食事やサプリメントなどを用いることはなく、特に精神科医や心療内科医からは無視され、ときに誹謗中傷《ひぼうちゅうしょう》の的にされていた。

ところがここ数年は状況が一変し、一流研究機関の医師とともにシンポジウムの壇上に上がる機会もいただいた。さらにはこの治療法を無視し軽蔑していた元大学教授が、テレビのバラエティーに出演され、ニコニコしながら栄養素とストレスの関係についてコメントしている番組を観ることになり驚いている。

嬉しいのは、日々臨床で苦悩されている精神科や心療内科の専門医から、精神症状の治療のために食事の変更や栄養素を用いた情報が発信されるようになったことである。

地域の開業医は、ガイドライン通りの治療では改善しない患者さんに対して苦悩する。多くの場合、大きな病院や専門医療機関などへ紹介するが、似たような治療がおこなわれてしまう。主治医となっている開業医は、なんとか患者さんのつらい症状をよくできないかと悩み、休診日を使って勉強会などに参加することになるのである。そこで精神科や心療内科という専門の医師から、本書で紹介しているオーソモレキュラー療法を理解し評価いただき、日々の臨床へ取り入れていただけるようになっていることは、何より嬉しいことである。

私が医師向けにこの治療法の勉強会をはじめたのは、2003年8月だった。その当時、知り合いの医師に声をかけ、なかばつきあいで参加してもらったのが十数名だった。その後、徐々に参加いただく医師が増え、2018年10月までに勉強会に参加した医師、歯科医師は述べ2万人を超えた。食事や栄養に対する興味と関心は、医師よりも看護師、栄養士などのパラメディカルや一般の方々のほうが強く、数年前からおこなっている勉強会にはすでに2000人を超える方々が参加し、かなり専門的な内容の講義を受講されている。

最近では、糖質制限食の有効性やビタミンやミネラルの重要性を書いた書籍が次々と出版され、多くがベストセラーになっている。振り返ってみると2009年に刊行した『「うつ」は食べ物が原因だった!』は、日本では先駆的な本だったように思う。

出版社から執筆依頼を受けたときは、正直売れるとは思わなかった。さらに図解版の出版や、全面改訂となる本書を書くことになるとは思いもよらなかった。これらの出版のきっかけをつくってくれたのが、本書でも編集を担当してくれた深沢美恵子さんである。彼女の勇気ある企画がなければ２００９年の出版はなかった。もしかするとオーソモレキュラー療法や栄養の重要性が認知されることが大きく遅れていたかもしれない。

ＳＮＳなどで大量の情報が日々発信される今こそ、書籍として情報をまとめ、形にすることの重要性が増していると思う。

本書が、多くの方々のお役に立てれば、とても嬉しい。

参考文献・ホームページ

・『ＮＨＫスペシャル　うつ病治療　常識が変わる』NHK 取材班（宝島社）
・『免疫力をアップする科学』藤田紘一郎（SB クリエイティブ）
・Chiang M, et al. Evid Based Ment Health. 2016;19:6-9.
・https://isom-japan.org/v14n03/
・Shu XO et al. JAMA. 2009 Dec 9;302(22):2437-43.

青春新書
INTELLIGENCE

こころ涌き立つ「知」の冒険

いまを生きる

〝青春新書〟は昭和三一年に――若い日に常にあなたの心の友として、その糧となり実になる多様な知恵が、生きる指標として勇気と力になり、すぐに役立つ――をモットーに創刊された。

そして昭和三八年、新しい時代の気運の中で、新書〝プレイブックス〟にその役目のバトンを渡した。「人生を自由自在に活動《プレイ》する」のキャッチコピーのもと――すべてのうっ積を吹きとばし、自由闊達な活動力を培養し、勇気と自信を生み出す最も楽しいシリーズ――となった。

いまや、私たちはバブル経済崩壊後の混沌とした価値観のただ中にいる。その価値観は常に未曾有の変貌を見せ、社会は少子高齢化し、地球規模の環境問題等は解決の兆しを見せない。私たちはあらゆる不安と懐疑に対峙している。

本シリーズ〝青春新書インテリジェンス〟はまさに、この時代の欲求によってプレイブックスから分化・刊行された。それは即ち、「心の中に自らの青春の輝きを失わない旺盛な知力、活力への欲求」に他ならない。応えるべきキャッチコピーは「こころ涌き立つ〝知〟の冒険」である。

予測のつかない時代にあって、一人ひとりの足元を照らし出すシリーズでありたいと願う。青春出版社は本年創業五〇周年を迎えた。これはひとえに長年に亘る多くの読者の熱いご支持の賜物である。社員一同深く感謝し、より一層世の中に希望と勇気の明るい光を放つ書籍を出版すべく、鋭意志すものである。

平成一七年

刊行者　小澤源太郎

著者紹介

溝口 徹〈みぞぐち とおる〉

1964年神奈川県生まれ。福島県立医科大学卒業。横浜市立大学病院、国立循環器病センターを経て、1996年、痛みや内科系疾患を扱う辻堂クリニックを開設。2003年には日本初の栄養療法専門クリニックである新宿溝口クリニックを開設。オーソモレキュラー（分子整合栄養医学）療法に基づくアプローチで、精神疾患のほか多くの疾患の治療にあたるとともに、患者や医師向けの講演会もおこなっている。
著書に『2週間で体が変わるグルテンフリー健康法』（小社刊）、『最強の栄養療法「オーソモレキュラー」入門』（光文社）、『医者が教える日本人に効く食事術』（SBクリエイティブ）などがある。

【最新版《さいしんばん》】
「うつ」は食《た》べ物《もの》が原因《げんいん》だった！

青春新書
INTELLIGENCE

2018年12月15日　第1刷

著　者　溝《みぞ》口《ぐち》　徹《とおる》

発行者　小澤源太郎

責任編集　株式会社プライム涌光
電話　編集部　03(3203)2850

発行所　東京都新宿区若松町12番1号 〒162-0056　株式会社青春出版社
電話　営業部　03(3207)1916　振替番号　00190-7-98602

印刷・中央精版印刷　製本・ナショナル製本

ISBN978-4-413-04559-9